JN029937

学研の
ヒューマンケア
ブックス

自閉スペクトラム
「自分のこと」の
おしえ方 増補版

―特性説明・診断告知マニュアル―　　小学生から大学生まで

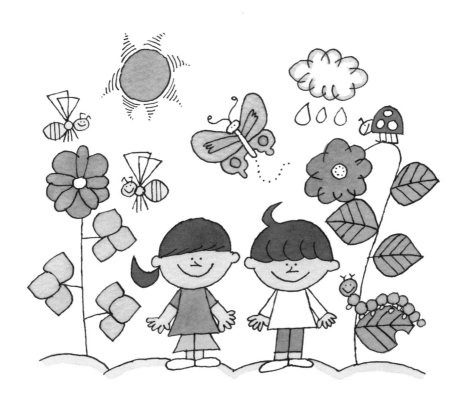

はじめに

　自閉スペクトラムの子どもたちは、小学校入学の頃から他の子どもたちと自分が違っていると感じ始めます。そして、その「原因」はどうも自分の中にあるようだとしだいに気づき、悩み始めます。それはつまり、「自分は何者か」という命題に向き合っていくことを意味します。

　「自分とは何か」「自分らしくあるとはどういうことか」といった、きわめて抽象的な社会的命題は、自閉スペクトラムの子どもたちにとってとても苦手なはずです。それなのに、彼らは、定型発達の子どもたちよりもむしろ早く、こうした課題に取り組まざるを得なくなるのです。

　私たち支援者は、彼らの孤独なたたかいがすでに始まっているかもしれないことを知る必要があります。そして、私たちが、技術指導（療育指導）だけでなく、心理学的医学教育（＊）に取り組まなくてはならない理由がそこにあります。

　あなたには、私たちがついている。

　子どもへの心理学的医学教育を通じて、子どもたちを孤独なたたかいから救い出しましょう。私たち大人にはともに歩んでいく用意があることを、子どもたちに伝えていきましょう。
　本書が、あなたのその決心をあと押しすることを、そして実践的マニュアルとして役立つことを願っています。

2011年3月（増補版出版にあたり2023年8月修正加筆）

児童精神科医

吉田　友子

＊　本文12ページ参照。

増補版に寄せて

　初版では、親御さんに連れられて専門家と出会う子どもたちを想定して本書を執筆しました。私の臨床が親に連れられて来院・来所する子どもたちを対象としていたからです。大学生や社会人にも多く会っていましたが、彼らはいずれかの時期に、親に連れられて出会った「元・子ども」たちでした。

　その後、私は複数の大学の保健室・学生相談室で学生との面談を担当するようになり、医療でも大学生や社会人の診療が中心となりました。
　「元・子ども」である大学生たちと、最初から相談の主体として出会った大学生たちには、当然、臨床像の違いがあります。しかし、一旦、面談・診療が始まれば、相談経過にかかわらず、むしろ多くの共通点を感じました。
　違いの大きさに心しなくてはならなかったのは、周囲の大人たちの彼らへの対応や用意されている仕組みの違いでした。

　障害者差別解消法（2016年施行）・改正法（2024年施行予定）により、大学を含むすべての学校で合理的配慮の提供が法的義務とされました。合理的配慮の提供は、本人の意思表明を前提とします。
　特別支援学級が存在する小中学校では「本人・親の意思表明」と各行政文書にも記載され、親が代理となることが想定されています。しかし、大学では本人の意思表明が必須です（本書・第5章）。文部科学省は、学生が合理的配慮を必要としていることが明白な場合は「大学等側から当該学生に対して働きかけることが望ましい」と明示しています（*）。しかし、そこまで手が回らない（あるいは必要性の実感が乏しい）のが実情ではないでしょうか。

「元・子ども」たちが支援を受け時間をかけて行ってきた自己理解を、大学生たちは、差し迫った課題として短期間に成果を出すことが求められています。そのことの過酷さを、学生支援に関与する方たち（専門家や、大学運営に関与する行政・大学組織）に知っていただくことを切望しています。
　子どもにかかわる大人だけでなく、すべての年齢の自閉スペクトラムの人にかかわる人たちに、本書を手にとっていただけることを願っています。

精神科医師　吉田　友子

＊　文部科学省 平成29年3月「障害のある学生の修学支援に関する検討会報告（第二次まとめ）」
5.（3）合理的配慮の内容の決定の手順（2023年8月20日取得
https://www.mext.go.jp/b_menu/shingi/chousa/koutou/074/gaiyou/1384405.htm）

目次

第 1 章　説明という支援 07

第 2 章　自閉スペクトラムをどうとらえるか 15

第 3 章　ひな型（テンプレート）を用いた説明 25

第 4 章　特性や診断を説明する 33

第 5 章　いつ、伝えるか 53

本書資料のダウンロード方法

本書で紹介している資料・説明文例・勉強会資料などのPDFを、専用サイトからダウンロードして使うことができます。

① パソコンやタブレット端末などで、以下のURL
　https://gbc-library.gakken.jp/
　にアクセスし、Gakken IDでログインしてください。
　Gakken IDをお持ちでない方は、Gakken IDの取得が必要になります。
　★詳しくはサイト内でご紹介しています。
② Gakken IDでログイン後、「コンテンツ追加」をクリック
③「コンテンツ登録」の下の空欄に、以下のID・パスワードを入力

ID： saggv　　　　パスワード： mech6uyg

④ 画面の右にある「コンテンツへ」をクリックすると、ダウンロードできる資料が出てきます。
　必要な資料をダウンロードしてください。

〈ダウンロードできる資料と本書のページの対照表〉

名称	PDFの枚数	本書のページ
資料　自閉スペクトラム	4	P.20〜23
説明文例1	1	P.29
説明文例2	6	P.36〜41
脳タイプ・診断名・障害名説明文	1	P.50
障害者手帳の説明文例	1	P.51
情報管理文例1	2	P.61〜62
情報管理文例2	1	P.63
本人向け勉強会資料　第1日目	15	P.107〜122
本人向け勉強会資料　第2日目	14	P.123〜137
本人向け勉強会資料　第3日目	7	P.138〜144

⚠【ご注意ください】

● 本書をご購入いただいた方のためのサイトです。
　※図書館貸出や譲渡された方はご利用いただけません。
● 印刷してご利用になる際は、A4サイズの紙をお使いください。
● データの利用には、PDFを利用するためのアプリケーションソフトが必要となります。
● お客様のインターネット環境およびプリンターの設定等により、PDFをダウンロード・表示・印刷できない場合、当社は責任を負いかねます。
● ダウンロードは無料ですが、通信料はお客様のご負担になります。

第 1 章
説明という支援

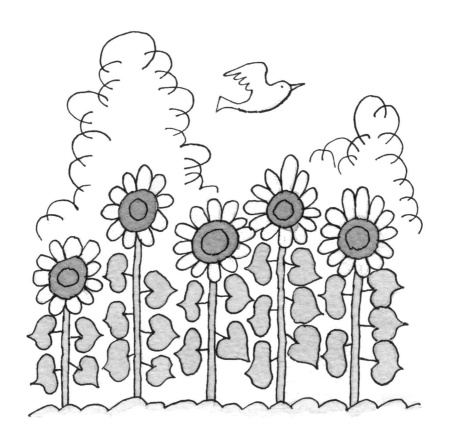

1. 診断名を問いかけてくる小学生たちの登場

「ぼくって、自閉症なの？」

　子どもの突然の質問に、言葉を詰まらせた経験のある親御さんは決して少なくないでしょう。とっさに「違う、違う」と否定してしまった、どうしよう…という相談を主治医として受けたことも何度かあります。

　大人が心の準備をしていないうちに子どもの気づきは進み、思いがけない状況でその対処を迫られる。それは専門家も同じです。

　私自身もそうでした。当時勤務していた療育センターでは、2〜3歳での初診が主だったので、最初の相談者は子どもではなく親御さんでした。相談を重ねるうちに子どもたちは大きくなっていき、楽しいことや得意なことだけでなく、つらいことや困っていることを話してくれる場面も増えていきました。私自身、子どもたちから直接の相談を引き出して、彼らの相談技術を育てていくことを重視しているつもりでいました。

　そんなある日、8歳の少年が母親に促されて私に聞きました。

「先生、ぼくは障害者ですか？」

　子ども自身の口からでた「障害」という言葉。今なら想定内の質問として回答用のプリントまで用意してあるのに、あのときの私は動転し、動転していることを彼に気づかれないように、私が動転したことで彼を傷つけないように、ごく当たり前の質問を受けたかのように振る舞うことで精一杯でした。

「あのバス（*）に乗ってもいいかが知りたいの？」

「違う。それはお母さんが教えてくれた。乗ってもいいんだよって。ぼくは障害者かどうかが知りたい」

「タカシくんは、障害って、どういう意味で使っているのかな？」

　子どもは、当然、無言です。

「歩けないで車椅子に乗っているとか、手が動かないとか、そういうことを障害っていうなら、タカシくんは障害じゃないよね」

　まっすぐに私を見つめる目。

「でも、きみはがんばり屋さんなのに困ることがいろいろあるよね、そういうのも障害っていう人もいてね」

＊
「障害者優先」の無料送迎バス。

……ごまかしたくない。もちろん、混乱させたくない。どう話せばいいんだろう。

「障害っていったほうがいいのか、障害とは違うっていったほうがいいのか、先生も考え中なんだ。ごめんね」

少し前までは、ブロック玩具の作品を私に見せると、満足して待合室のすべり台へと遊びに行っていた彼。私の中には何の答えも準備されていませんでした。ただし、こんな説明で終えたら大切な支援をしそびれることになるだろうと、そのことだけははっきりと自覚しました。

「先生の説明、長いし、わかりにくかったね。ごめんね。先生ももっと考えてみていい？　それで、もう一回説明させてくれる？」

そうお願いして、しどろもどろの説明を終えました。そしてその日から私は、本人への説明という課題に取り組むことになりました。

本人たちへの特性や診断の説明に関心をもってこの本を読んでくれているあなたは、私のことを専門家としてなんと不見識なとあきれるかもしれません。

主治医だったら、いつかこんな日が来ることを予測して準備しておくべきだったのに、自分には何の準備もない。自分にこんな仕事があることすら気づいていなかった。私自身、ほぞをかむ思いでした。

ただ当時の日本では、臨床現場でも学会でも論文でも、発達障害について小学生の本人にどう説明するかが話題にされることはありませんでした。むしろ、聞こえてくるのは「治ることのない障害を本人に伝えるべきではない」という親御さんや専門家の意見でした。

トニー・アトウッド先生は『ガイドブック アスペルガー症候群 親と専門家のために』（邦訳は1999年出版、原著は1998年出版）の中で、本人への診断説明についても手短ですが具体的で有効な助言をしています。2000年にはエリザベス・ニューソン先生が、子ども本人にアスペルガー症候群について説明する手紙の例をGood Autism Practice（「自閉スペクトラム症への有効な実践」誌）という機関誌に掲載しました。2001年には同じ機関誌で、グレインズ・ジョーンズ先生が思春期・青年期の本人たちへの診断説明について多くの提言と問題提起を行いました。サリー・オゾノフ先生たちは、著書の中で子どもにも診断名を伝えることを勧めています(2002)。私自身が子どもへの診断説明について、著書の中で初めて解説を行ったのは2001年でした。服巻智子先生もNPO法人

「それいゆ」などで小学生への診断説明に早くから取り組んでいました。2000年前後には、自分の診断名を知っている子どもたちに向けた解説パンフレットも作成されています（マーチン・アイブズ1999年、ケイト・ドハティら2000年、ピーター・ヴァーミューレン2002年）。

　世界中の臨床家たちが、ちょうど同じ時期に子どもたちへの診断説明に取り組み始め、その実践報告をし始めたのが2000年前後だったといえそうです。

　1981年にローナ・ウィング先生は「Asperger's syndrome: a clinical account（アスペルガー症候群：その臨床的知見）」という論文を発表しました。彼女は、従来の狭い自閉症の定義には当てはまらないために、支援の対象からもれてしまっている人たちがいることを専門家たちに知らせ、アスペルガー症候群という名称を与えて注意を喚起しました。ウィング先生の主張はしだいに臨床現場に浸透していき、「一見、自閉症にみえない」子どもたちも自閉スペクトラム症と適切に診断されるようになっていきました。

　こうして支援の対象は、典型的な子どもたちから典型的ではない子どもたちへ、知的困難をともなう子どもたちから知的困難をともなわない子どもたちへと、広がっていきました。そしてついに、「ぼくって、自閉症？」と問いかけてくる小学生たちが臨床家の前に登場するようになったのです。

　時期を同じくして、世界中の臨床家たちが子どもへの診断説明に取り組み始めたのは、自閉スペクトラム臨床の歴史的必然ともいえるでしょう。

2. 日本の現状

　子どもたちへの診断説明について、現在の日本では、30年前に比べれば格段の、20年前に比べても相当の、高い関心が向けられるようになってきました。たいへん喜ばしいことです。

　しかしその一方で、子どもの発達障害にかかわる大人の中には相変わらず無関心・無頓着な人たちもいます。小学校高学年の子どもが親の隣に座っているのに、おかまいなしに診断名の説明をする医師たちや、自閉スペクトラム症や発達障害という言葉を繰り返しながら中等部・高等部の入学面談をする教師たちは、子どもがその情報に聞き耳を立て、誤解し、不安に駆られ、混乱するこ

とを予測もしていないのでしょう。こうした情報事故で子どもが自分の診断名を知ってしまったという報告を相変わらず耳にします。

　発達障害という視点が、成人の精神科領域に急速に浸透したことも、本人への診断説明への関心を、あるいは無頓着な実践の拡大を、あっというまに推し進めました。

　診断説明についての関心が高まったために生じた弊害のひとつに、診断説明に対する幻想があります。支援を受け入れようとしない子どもにそっと自閉スペクトラム症の本を差し出せば、あるいは診察で診断名を通告しさえすれば、子どもたちは「心を入れ替え」、問題は解決するだろうという幻想です。

　診断を手にした青年たちの中には、それが魔法のように自分の人生を変えてくれると誤解している人たちもいます。

　しかし実際には、自分の特性への前向きな自覚や自分の診断名の安全で有益な取り扱い方は、具体的な工夫や手助けで生活や情緒が安定していくことでしか、手に入らないものです（第7章「説明で期待される効果、あるいは説明の目的」）。やっと手に入れた診断名への青年たちの過大な期待は、やがて彼らに大きな失望をもたらすかもしれないことを専門家は知っておく必要があります（第8章「説明の副作用」）。

　もうひとつの問題は、子どもへの無謀な診断説明です。親でさえ、初めてわが子の診断名を知らされた初診のその場で、有無を言わさず医師から子どもに診断名を告げられてしまった、親が知らない間に担任教師が子どもに診断名を伝えてしまった、といった専門家の暴走です。これは診断説明の問題というよりむしろ、親と専門家はチームであることを無視したパターナリズム（*）の問題かもしれません。ただ、そのパターナリズムをあと押ししているのは診断説明という治療的介入に関する中途半端な認識でしょう。

　本人への診断説明と周囲への診断名公表をセットのものと考えている人たちがいることも、大きな問題です。教師から診断名を公表するように圧力がかかっている、公表するために本人に診断名を伝えてほしいと学校から言われているという親御さんからの相談や、どのように親子をこの圧力から守ったらいいのかという主治医からの相談を、本当にたくさん受けました。

　本人に自分の脳のタイプを伝える特性や診断の説明と、不特定多数の人たち

*
父権主義と訳される。知識をもった専門家が、判断能力に乏しいユーザーに代わって、最良のことを選択し提供しようという姿勢。ユーザーへのインフォームド・コンセント（十分な説明のうえでの同意）の軽視につながる危険性がある。

11

に診断名を公表させることは、まったく別のことがらだということに、本書を読み終えたとき、あなたは同意してくれると思います。

　私は、現在は、大学生や大学卒業・中退から数年間の青年たちの臨床を中心に担当しています。自閉スペクトラム・自閉スペクトラム症という区分に当てはまることを自分が知ることと、それを誰かに伝えることは、目的の異なることがらであることや、周囲への公表には利点だけでなくリスクがともなうことを、彼らに折に触れて伝えています。

　日本でも「説明という支援」の取り組みは確実に前に進みつつあります。けれども同時に、無関心・無頓着と幻想・暴走という両極の問題は本書初版が出版された10余年前から引き続き存在し、その弊害は青年期に拡大している印象をもっています。

3. 自閉スペクトラムの心理学的医学教育

　私が主宰する「iPEC（アイペック）」の英文名はInstitute of Psychomedical Education for Children and adultsで、「子どもとおとなの心理学的医学教育研究所」の意味です。iPECでは、発達精神医学の観点から心理学的医学教育を重視して、発達相談・大学学生相談・保健室面談など医療機関受診を前提としない（あるいは医療機関受診前の）相談業務や啓発活動を行っています。

　心理学的医学教育とは、情報を手渡すことを通じて本人の回復と成長を支援するカウンセリング（精神療法）です。最も劇的な情報提供は診断説明ですが、心理学的医学教育で扱う情報は診断名だけではありません。「どうして自分はそこで怒ってしまったのか」「どうして自分は他の人よりもそれが得意なのか」といった自分の行動や考え方の特徴を具体的なできごとを通じて本人たちに解説し、本人たちと一緒に対策を考えていくことも重要な心理学的医学教育です。私たちは、本人たちが自分の特徴を実感し、苦手を補う技術を学び、相談する技術を向上させていけるように、支援していきます。

　自閉スペクトラムの心理学的医学教育では、本人の認知スタイルそのものを変えることは目標にしません。しかし、自分の認知スタイルを認識することで、感じ方や行動が変わり生きやすくなるという意味では、広義の認知行動療法と

いえるでしょう。

　本書では自閉スペクトラムという発達特性の説明を中心に記載しています。自閉スペクトラム特性への医学的関与を必要とする人たちには、医療機関では自閉スペクトラム症という臨床診断がなされます（自閉スペクトラムという特性をもち、自閉スペクトラム症という診断を有する）。本書の自閉スペクトラムという用語は、医療機関では自閉スペクトラム症と置き換えて活用することも可能でしょう。医療機関以外（家庭や学校など）で本書を活用する場合には、説明者は自閉スペクトラムと自閉スペクトラム症の違いについて整理しておき、本人に違いの説明を求められればこれに応じることができるように準備しておきましょう。

　自閉スペクトラムと自閉スペクトラム症（診断名・障害名）の違いや診断説明については第4章の「3. 診断名・障害名として伝える」で触れています。

　なお、本文中の具体的なエピソードについては、本人や親御さんに本文草稿を読んでいただいてご了解を得たうえで、個人が特定されないよう配慮して記載しています。

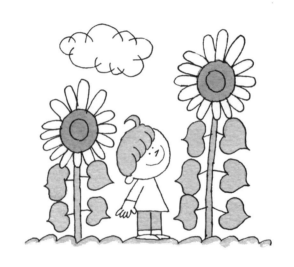

第2章

自閉スペクトラムを
どうとらえるか

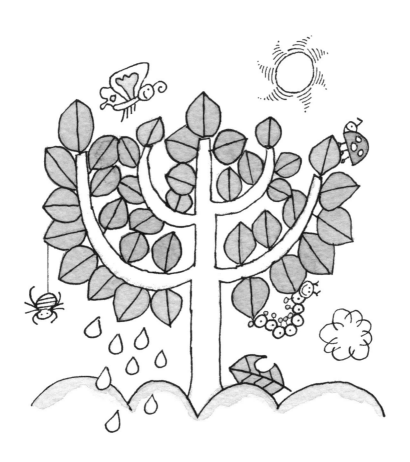

1. 「どう説明するか」には 「どうとらえているか」が映し出される

　主治医として必要に迫られて、恐る恐る取り組み始めた本人への説明でしたが、取り組み始めてほどなく、この介入には想像していた以上の治療的意義があることに気づきました。同時に、特性や診断の説明は、用いられ方によっては本人の自己否定感をさらに強めてしまう結果となりうることも知りました。

　また、本人に伝える内容には、説明者が自閉スペクトラムをどのようにとらえているか（説明者の自閉スペクトラム観）が、明確に反映されることも実感しました。

　発達障害の啓発活動のひとつに、参加者に発達障害の苦労を疑似体験してもらう方法があります。ゴム手袋をつけることで細かい操作がしにくいことを体験させたり、大音響の騒音の中では相手の発言が聞き取れないことを体験させるといった啓発実習です。こうした実習は、自閉スペクトラムの本人の苦労を知ってもらううえでは有効だと思います。教師・上司・同僚・親などが、本人の苦痛と努力に気づいていないと思うことは多々ありますから。

　ただ私にはこの実習になんともいえない違和感がありました。そして、本人への説明を整理していく過程で、自分の違和感の理由を認識することができました。

　少数派の脳タイプである自閉スペクトラムを何かにたとえる必要が生じたら、私は血液型や利き手や利き目を例に挙げます。親御さんに子どもの不安と困惑を強調して伝えるために「自分には理解できない外国語が行き交う中で、必死に手がかりを探す日本人旅行者の不安」にたとえることもあります。

　これらのたとえに共通するのは、多数派・少数派のどちらにも優劣がないという点です。あるのは少数派ゆえの苦労です。また、少数派にとっては理解しにくい多数派の世界にも、そちら側にはそちら側のシステムの有用性と必然性があるという点も共通します。

＊
利き手体験実習の詳細は
巻末資料を参照。

　特性説明後の心理学的医学教育で右利きの子どもたちに左利き体験（＊）をしてもらうことがあります。利き手に合わない道具を使う不便や不全感を体験させることで、少数派の日常を想像させ、少数派・多数派は優劣の問題ではな

いことや、多数派・少数派の双方に歩み寄りの努力が必要だということを伝えます。

　私が使うたとえと、手袋や大音響の疑似体験との違いはどこにあるのでしょう。本来できるはずのことができないという疑似体験では、自閉スペクトラムを欠落モデルとして提示している点に自分は違和感を覚えたのだと気づきました。自分の違和感の理由を整理する中で、私は本人たちに「自閉スペクトラムは能力の欠落ではない」ということを伝えていきたかったのだと、自分の向かいたい方向をはっきりと認識することができました。

　これは一例ですが、本人に何を伝えたいかを吟味していく過程は、自分自身の自閉スペクトラム観や支援の基本方針を整理していくうえでも、とても役立ちました。

　したがって、特性や診断の説明手法や適応判断を読者と共有するためには、最初に、私が自閉スペクトラムをどのようにとらえているのか、支援のゴールをどこに置いているのかを共有する必要があります。ただし、それを詳しく解説することは、本書の目的から外れることです。

　本書では、本章の「資料　自閉スペクトラム」を使って概略だけを示すことにします。この資料は、私が自分の面談や診察を補助するために作成し、保健所での発達相談・大学での学生面談・クリニックでの診療などで使用してきた解説用チラシを改編したものです。この資料は本書購入者なら（株）Gakkenのサイトからダウンロードして説明に使用することができます（6ページ「本書資料のダウンロード方法」参照）。iPECホームページでもこの資料の元になった解説用チラシを無料公開しています。
https://www.ipec2005.com/

2. 欠落ではなく、ひとつの認知スタイルとしての自閉スペクトラム

　自閉スペクトラムは「何々ができない」という能力の欠落を意味するものではありません。強みにも弱点にもなりうる3つの基本的特徴（「三つ組（*）」）を有する人たちという意味です。

* 3つで一組の意。

自閉スペクトラムの「三つ組」
①人とのかかわりや集団参加でみられる特徴
②人とのコミュニケーションでみられる特徴
③考えや行動の柔軟性やきわめる力／社会的想像力の特徴

　これらの特徴は本人が活用のしかたを習得できれば、自閉スペクトラムの人たちが生きていくうえでの強みになります。そして、その強みでもある特徴が、本人と環境の状況によっては生活上の不都合をもたらす弱点ともなります。

　自閉スペクトラムは、能力の欠落ではなく、認知のひとつのスタイルであり、いわば脳のタイプ名なのです。

3. 強みと苦手は、同じ特徴の表と裏

　たとえば「見て気づく、見て納得する、見て覚えるのが得意」というのは、育児・保育・教育・就労・趣味とさまざまな領域で活用できる強みです。知能検査で、品物が出てこない問題ではそわそわと落ち着かなくなっていた子どもが、次に使う品物が示されることで再び検査に取り組むことができたり、生活場面でも、品物を見せて誘われることで気持ちを切り替えられたりすることはよく経験します。

　その一方で、「見て情報を取り込むことが得意」という特徴は、「見たら誘惑に負けてしまいやすい」ということだったり、「長々と話し言葉だけで説明されるのは苦手」ということだったり、「見たり触ったりできない、社会的本質に気づきにくい」ということだったりします。

　「興味が偏る」といえば弱点に聞こえますが、同じ特徴が「自分がこれと思ったことへの集中力や向上心、知識や技術は人一倍」という、学問や技術の進歩に寄与する大きな長所ともなります。

　興味の偏りは、生活技術を教え学習を進める切り口として、あるいは生活を豊かにする糸口として、大いに活用できます。大好きな数字とパタンになじみやすいという長所を使って「1番、帽子はフックに。2番、カバンは棚に。3番、先生に『できました』のごあいさつ」と、手順をわかりやすく一定にしてあげることで、朝の支度が他の子どもたち以上に早く正確に定着した子もいます。

また、電車へのこだわりを活用して路線図に駅名を書き込ませることで、楽しく文字学習が進んだ子もいます。趣味は勉強（教科学習）という中高生もいます。プログラミングや電子的な映像・音楽制作への強い興味と技術が社会参加や情緒の安定に役立っている青年たちもいます。

長所は弱点にもなり、弱点は裏を返せば長所なのです。

4. 支援の目的

支援の目的は、自閉スペクトラムの認知特性を無くすことでも薄めることでもありません。自分の認知スタイルに気づき、自分の認知スタイルに合った選択を胸を張って行い、自分の認知スタイルを長所として活用して生きていくことです。

「自閉スペクトラムの認知スタイルを尊重する」というと、周りがすべてを受け入れる、本人は努力しなくてもいい、という主張だと誤解されることがありますが、それはまったく違います。

日本語を母語とする人でも、海外旅行中は現地語でコミュニケーションをとろうと努力し、そのための技術を磨きます。この選択は日本人としての誇りを捨てることではありませんし、日本語が劣った言語だからでもありません。その選択は多数派の中に暮らす少数派としての思いやりであり、また双方の利益につながる現実的な選択でもあります。自閉スペクトラムの人たちが、技術を身につけ実行するのも同じです。海外滞在中でも日本人同士では日本語を話したり日本語で日記を書いたりするでしょう。母語と現地語を、自分の意思で、状況に応じて選んで使い分ければいいのです。「自閉スペクトラムの認知スタイルを尊重する」ということは「母語を捨てることを強要しない」ということです。

自分も周囲も穏やかに心豊かに暮らせるように技術を身につける努力をすることは、今の自分を否定することではありません。専門家には彼らに技術指導（療育指導）を行う責任があります。そして、その技術指導は、自閉スペクトラムの認知スタイルを排除したり否定したりするためではなく、自分の認知スタイルを嫌いになってしまわないように、自閉スペクトラムのために生じる不都合を回避する技術を身につけ実行してもらうために行われるのです。

これが本書における自閉スペクトラム観であり、支援のスタンスです。

資料　自閉スペクトラム

自閉スペクトラムは脳タイプ（発達の多様性）のひとつ

　自閉スペクトラムは、特有の発達の特徴を示す人たちの脳タイプ（発達の多様性）のひとつです。自閉スペクトラムは診断名ではありませんが、自閉スペクトラムの脳タイプで診断名（自閉スペクトラム症）のある人もいます。自閉スペクトラムの脳タイプだけれど診断名はないという人もいます。

　自閉スペクトラムは脳波・CT・MRIなどの医学検査では判断できず、心理検査も参考材料にすぎません。次の三つの特徴（「三つ組」）があるかどうかで判断します。

①対人交流の質的特徴

　相手の感情や場の空気を自然に感じ取ることは苦手で、手がかりを探ったりこれまでに学んだ行動パタンを使ったりして人とかかわる。このため対人交流に自信がもてず、不安や疲労感が強い。常識は自然には身につきにくく、知識として学ぶ。

　人によっては周囲の思惑や反応に気づく技能の習得が乏しく、不適切な行動を繰り返したり、相手の指摘に納得できず腹を立てたり被害的になったりする。

　同年代者と対等で相互的発展的な友人関係を維持することは難しいが、発達の偏りを共有する少数の友人たちや、興味を同じくらいの熱量で共有する仲間たちとは問題なく交流できることも多い。自分で望んだのではない、役割・手順などが不明確な集団参加の強要は、最も疲労感や不安が強まる（同じクラスだというだけで親睦を求められる、など）。

②社会的コミュニケーションの質的特徴

　知能検査で測定される言語能力と実際の会話能力に大きな差がある。本人のコンディションや周囲の状況で発揮されるコミュニケーション能力が変動しやすく、不安・緊張・想定外の話題・突然の指名・雑然とした集団場面などで、相手の発言の意味がとれなくなったり、言うべきことが言えなくなったりしてしまう。困難表明・援助要請・適切な形での拒否などを行うことが困難で、トラブルやメンタル不調の原因になりやすい。

　言外の意味がくめずに言葉通りに受け取ってしまう、過不足のない説明が困難、相互的な会話が苦手、独特の独り言、コピー的・パタン的な表現、言葉の選択の微妙なずれや斬新さなど、独特の話し方が目立つ場合もある。

　視線・表情・立ち位置など、非言語コミュニケーションを自然に行うことが苦手で、乏しさ・過剰さ・奇妙さがみられることがある。「意識して視線を合わせる」「常に薄い笑みを保つ」などの努力で不自然さをカバーする人もいるが、こうした努力は強い疲労や不安を生じやすい。相手の非言語コミュニケーションの微妙なメッセージを読み取ることも困難。

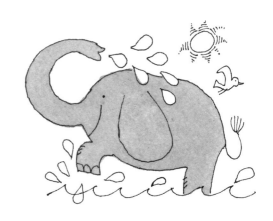

③思考・行動の柔軟性やきわめる力／
社会的想像力の特徴

社会的な本質・さまざまな可能性・見ていない成り行きやこの先の展開などを直感的に処理したり味わったりすること（社会的想像力）が苦手で、知的な分析で理解し安心を得たり、論理的に推論して対処する。社会的想像力の特徴は対人コミュニケーション行動にも反映されるが、最も典型的には思考や行動の柔軟性の乏しさとして示される。

枠組みや手順が明確で見通しが立っていると安心して実力を出しやすいが、予想外のことで混乱しやすく臨機応変に行動することが困難。切り替えが苦手で、自分の意思に反する終了指示に応じることに大きな苦痛を生じる。こだわり（興味の偏り・決めごと）やその場のパタンをつくりやすい、など。

社会的想像力の特徴は幼児期には個性的なごっこ遊び（またはごっこ遊び出現の遅れや欠如）として示される。空想上の人物（イマジナリー・コンパニオン）と暮らしている子どもたち・青年たちもいる。イマジナリー・コンパニオンは自分をいさめたり批判したり慰めたりしてくれる身近な存在だが、妄想とは異なり実在しないことを本人も認識している。

「三つ組」の現れ方は、一人ひとり異なり、同じ人でも変化する

「三つ組」の現れ方は、年齢・併存する他の発達の特徴・育った環境・手に入れた情報などによって異なります。誰の目にもわかりやすく特徴が示される典型的な状態から、「一見、自閉スペクトラムにはみえない」状態まで、強さや表現型はほんの少しずつの違いで連続的につながっています。これが自閉スペクトラムと呼ばれる理由です。

同じ人でも、不安が強いと発達の特徴は強く示され、安心や達成感が得られると発達の特徴は薄まったようにみえることも重要なポイントです。

スペクトラム上にいるからといって、必ずしも全員が医療や福祉の対象になるわけではありません。でも「三つ組」があることがわかっていれば、その子・その人の持ち味を尊重し得意を引き出す育児や教育がみつけやすくなります。

「三つ組」は長所でもある

「空気が読めない」「集団になじめない」といえば弱点ですが、裏を返せば「信念の人」「ひとりの作業が苦にならない」という強みを意味します。

裏のない話し振りが信頼されたり、押しの強い話術がセールスに貢献したり。日本語を学びたい・正確に使いたい・ピッタリの表現を見出したいという決意や意欲にあふれた人もいます。

「興味が偏る」といえば弱点ですが、「自分の好きなことへの集中力・知識欲・向上心は人一倍で知識や技術が高い」かもしれません。「融通がきかない」人は「枠組みや手順を活用して成果を上げる」「損得でなく、自分が納得いく仕事を完成させたい」「自分の好きな目標への努力はいとわない」「パタン的／具体的な記憶が得意」という長所を有する人ともいえます。

発達精神医学のめざすもの

「三つ組」は治すべきものではなく、生かすべきものです。「三つ組」を長所として伸ばし、なおかつ「三つ組」のために不都合が起きないワザを「三つ組」を活用して教えていく。それが自閉スペクトラムの支援の基本方針です。

子どもたちの多くは、小学生以降しだいに自分と他の子どもたちとの違いに気づき始めます。違いに悩み、答えを探して、テレビや本の情報から自分の診断名に気づく子どもも稀ではありません。本人が自閉スペクトラムについて誤解や思い込みをしないよう適切に本人たちに情報を伝えていくことも、子どもたち・青年たちへの重要な手助けのひとつです。本書はこの手助け（説明という支援）についての手引書です。

iPECホームページより改編・転載。
※この資料は（株）Gakken『自閉スペクトラム 「自分のこと」のおしえ方 増補版』の専用サイトからダウンロードできます（本書の6ページ参照）。

21

「三つ組」以外の特徴

　自閉スペクトラムでは感覚の偏りや不注意がみられることがよくあります。多動（落ち着きのなさ）が目立つ場合もありますが、多動は不安や混乱のサインのことも多いので慎重に評価する必要があります。

●感覚の偏り

　自閉スペクトラムの子どもでは、呼びかけには無反応でも、好きなテレビCMや菓子袋を開ける音は耳ざとく聞きつける、花火・犬の吠え声・赤ちゃんの泣き声などの大きな音や人のざわめき・特定の口調や音楽をとても嫌がる・耳ふさぎをする、といった音への低反応や過敏反応がしばしばみられます。聴力とは別の、音への反応の個性的な様子を「聴覚の偏り」といいます。子どもだけでなく青年でも、講義室の空調音や私語のために授業が聞けない、電車内のざわめきのため登校がつらいという相談は稀ではありません。

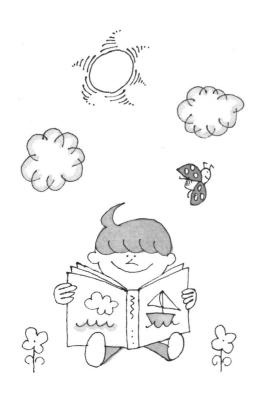

　微妙な音質や音程の違いを聞き分けられる、メロディをすぐに覚える、といった音の聞き分けや記憶力の高さは長所でもあります。音への過敏さは、趣味、リフレッシュ方法、職業などに活用できます。

　聴覚以外にも、触覚・圧覚・嗅覚・味覚・痛覚・前庭覚など、どの領域にも偏りが示されることがあります。触覚の偏りでは、特定の手触り・肌触り（スベスベあるいはもふもふした感じ、特定のタオル、髪の毛や指先の擦り合わせなど）をとても好んだり、特定の手触り・肌触り（服の肌触りやタグ、粘土、砂、水ぬれなど）をとてもつらく感じたり、特定の食感をとても好んだりつらく感じたりしているかもしれません。視覚の偏りでは、特定の見え方（回るもの・光るもの・繰り返しの動きを見ること、水平方向から／横目でなど特別な眺め方など）をとても好んだり、特定の見え方（ブロッコリーなど小さなツブツブ、蛍光灯やLEDなど特定の光源や強い日差しなど）でつらい思いをしているかもしれません。

　感覚の偏りを知ることで、不快や疲労の原因に気づいたり、避けたりしやすくなります。お気に入りの感覚をリラックス方法として活用することもできます。自閉スペクトラムの人は生まれた時からその感じ方で生きてきたので本人は自分の感じ方が周りの人たちと異なっていると気づかず、心理的負担に耐えていることもあります。本人の様子を大人がよく観察し、共通点（快・不快の原因）に気づいてあげましょう。

●不注意症状

　自閉スペクトラムでは就学後（特に小学3〜4年生以降）に、忘れ物・なくし物、整理整頓の苦手、見落とし・見間違い、テストでのケアレスミス、気の散りやすさなどの不注意に気づかれることがあります。遅刻や宿題期限遅れが目立つ人もいますが、パタンが定着しやすい生真面目な自閉スペクトラム特性のおかげで、枠組みの明確な高校までは遅刻や未提出が目立たない人もいます。

　一定の情報を頭に留めながら別操作を行う能力

をワーキングメモリーといい、不注意のある人では苦手が多いことが知られています。ワーキングメモリーに苦手があると、暗算や聞きながら書くことの生来的な苦手で苦労したり、長い説明は聞いているうちに最初の方を忘れてトラブルを生じたりします。

またプランニングの苦手（実行可能な計画や手順を自然に組むことの苦手）には不注意や社会的想像力の関連が考えられます。

そのほかにも、不器用（微細運動）・体育の苦手（粗大運動）・姿勢を保つことの困難などで苦労している人もいます。字を書くことの困難も多くみられる特徴です。発音や滑舌の困難がある人もいます。

自閉スペクトラムでは幼児期に睡眠障害（夜にまとめて睡眠が取れない、すぐに目を覚ます、など）がよくみられます。また、思春期になってから日中の強い眠気が抑えられず生活に支障をきたすこともあります。夜間に十分な睡眠をとっていても日中の眠気が強い場合は、10代の発症が多い特発性過眠症などの併存にも注意が必要です。

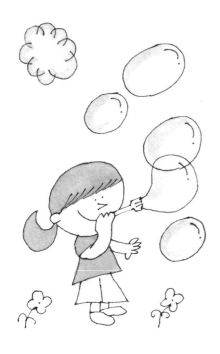

発達的な苦手が強く示されるとき

こだわりへの過度の没頭や切り替えの苦手・コミュニケーションの困難・感覚過敏・不注意といった発達的な苦手は、不安・緊張・疲労が強いときや、達成感を味わえる活動が手に入らないときに、強く示されます。

発達的な苦手が目立つ場合は、その苦手への手助けだけでなく、学校や家庭での毎日の生活が安心で達成感のあるものとなるように検討しましょう。

また、強い不安や強迫症状（自分でもつらいのに止められないこだわり）、抑うつなどの気分変動も思春期以降にみられることが多くなります。

長所を生かす子育て・教育

自閉スペクトラムの人たちの多くは、次のような長所をもっています。
◎見て気づく・見て納得する・見て覚えるのが得意（ただし内容・分量・レイアウトが本人に適していることが重要）
◎予想と違ったり不意打ちだと混乱しやすいが、見通しがもてれば実力を出しやすい
◎パタン的な記憶（特に、見て覚えられる手順記憶など）や論理的思考になじみやすい
◎好きなことには高い集中力や知識欲を発揮できる
◎自分の目標のためには努力をおしまない、向上心の高さ

何度注意しても変わらないなら、「何度も注意する」という方法は役に立たないと、まずは大人が腹をくくりましょう。

彼らの長所を具体的に確認し、その長所を活用して教える─それが自閉スペクトラムの指導の基本です。そうすることで、彼らは技術を身につけやすくなり、自信をもって安定した毎日を送りやすくなります。

吉田友子（よしだゆうこ）
精神科医師（専門は発達精神医学）
iPEC所長・千代田クリニック院長

第 **3** 章
ひな型（テンプレート）を用いた説明

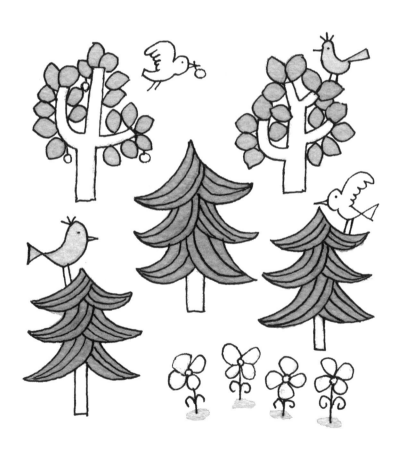

1. 特性や診断の説明にはさまざまなスタイルがあっていい

　特性や診断の説明は、本人が何歳になったら、誰が、どんな言葉で、行うべきかとよく質問を受けます。

　私が本書の初版執筆当時勤務していたよこはま発達クリニックでは、5名の児童精神科医が診療を行っていました。診断説明の手順や用いる言葉は一律ではなく、それぞれの医師が自分のもち味を生かし、一人ひとりの子ども・青年に合わせて、さまざまなスタイルで診断名を説明していました。

　第2章で述べた自閉スペクトラム観と支援の方向性が共通していれば、診断説明を行う目的もおのずから一致します。そうすれば、説明の具体的な手法に違いがあったとしても、たどり着く先（手に入る治療効果）には大きな不一致はありません。

　ですから、あなたはあなたらしい特性や診断の説明を、伝えるべき相手に合わせて準備して行えばいいのだと結論づけることができます。

　たとえば自閉スペクトラム症のすぐれた支援者であるトニー・アトウッド先生は『The Complete Guide to Asperger's Syndrome（アスペルガー症候群　完全ガイド）』（2006）の中で、診断説明のシナリオを具体的に記しています。

　アトウッド先生は診断を受けた子どもとその家族（きょうだいや祖父母を含めて）を集め、「the Attributes Activity（特徴発見ゲーム）」と名づけた活動を使って診断説明を行っています。「特徴発見ゲーム」では、壁に貼った大きな紙に「長所」と「苦手」の2つの欄を作り、自分の長所と苦手を書き出してもらいます。まず母親または父親が自分自身について行い、ほかの家族が本人の書き落としている長所や苦手を書き加えます。次に他の家族のメンバーが自分の特徴を書き出し、最後に自閉スペクトラム症の子どもに順番がまわってくるまでには、どのようなことが期待されているのかを子どもが十分に観察できるようになっています。専門家は、子どもが非難されていると感じないよう自然に介入しサポートします。

　そしてゲームの最後には、科学者というのはパタンを探したがるもので、見つけたパタンには名前をつけると前置きをしたうえで、アトウッド先生は子どもに「おめでとう！　きみはアスペルガー症候群だね」と診断を伝えるそうです。そしてその子どもの長所がいかにアスペルガー症候群の特徴と関連しているか、苦手にはどのような対策を進めていけばいいかを話し合い、誰にその情

報を伝えるかを子どもと相談してセッションを終えるというシナリオです。

「特徴発見ゲーム」を使った診断説明は、臨床家としての工夫が随所に感じられるすばらしい治療技法です。このあと本書で述べる「長所でもある」「やりようはある」という実感を、一度のセッションで子どもと家族と専門家が共有するような構成になっています。基本的な考え方や構成は、私自身の説明技法とかなり類似していて、アトウッド先生も「専門家と親が子どもに診断説明の手紙を書くという方法もある」と、私の説明文を同書に引用して紹介してくださっています。

2. ひな型（テンプレート）を用いた説明

　自分らしく行えばいいといわれても、アトウッド先生の卓越した治療技法を知ったあとでは、これから初めての特性や診断の説明に取り組む読者は責任の重さに負担を感じ不安になっているかもしれません。

　本書では読者の負担感や不安をいくらかでも軽減できることを願って、私が日頃使っている説明文のひな型（テンプレート）を最初に示すことにします。ひな型の提示は特性説明のイメージを読者と共有するうえでも役に立つでしょう。

　本書の29ページに示す〈説明文例1〉は、私の主宰するiPECのホームページで公開しているひな型のひとつです。診察ではA4用紙1枚に印刷して用いています。

　この説明文は1枚にまとまっているので子どもが見返すのに便利ですが、多くの情報（文章）が1枚の紙に書かれているので、文章理解や注意力の状況によっては適さない子どももいます。読字障害のある場合も向いていません。そうした子どもたちにはプレゼンテーション用ソフトで作った原稿の投影による説明を行っています。その原稿は〈説明文例2〉として第4章の36ページから41ページに示しました。

　成人期の臨床では診断名を知りたいと、本人が来院・来所することも多くあります。診断は、知能検査・親からの発達歴聴取・通知表や母子手帳などの資料確認などを行ったのちに確定し説明することが多いとは思いますが、初回で

説明すべき状況ならば事前の説明文準備は困難です。その場合は第2章の20ページから23ページに示した「資料　自閉スペクトラム」（iPECホームページで公開している解説用チラシを改編したもの）をひな型として活用し、確認された特徴を本人と共有しながら欄外に書き込んで説明することができます。この「資料　自閉スペクトラム」をひな型として使用する際は、苦手を中心に特性記載がなされていることに注意が必要です。苦手は本人にも親にも認識しやすく、長所でもあることは生活の安定が得られてからでないと受け止めが難しいことがその理由です。ですから、「長所としての発達特性」の具体的な本人エピソードをみつけ出して欄外に書き込むことを、特に心がけましょう。

説明文例1　　　　　iPECホームページより改編

○○さんへ

○○さんは、なぜ△△先生に会いに来ていると思いますか？
△△先生は児童精神科のお医者さんだけれど、○○さんは病気ではありません。

○○さんは**自閉スペクトラムという脳のタイプ**なのです。

＜以下の説明文に関しては、本文を参照のうえ、本人に合わせて修正する＞
自閉スペクトラムの人は、まじめで正直な努力家が多いです。
好きなことには一生懸命取り組み、知識を覚えることも得意です。
自分が納得したルールなら、人一倍まじめに守る誠実さがあります。
でも、自分の気持ちをうまく言葉で説明するのが苦手な人が多いです。
友だち付き合いで苦労することもよくあります。
思っていたことと違っていたり、予定が急に変わったりするのは好きではありません。
うっかり（ケアレスミスや忘れ物）で困っている人も多いです。

自閉スペクトラムは病気じゃないから治す必要はありません。
でも一人ひとりに合った工夫が必要です。そのほうが、自分もまわりの人も幸せになれます。
＊　せっかくの自閉スペクトラムの脳の特徴を生かす工夫
＊　自閉スペクトラムの脳のために困ったことが起きない工夫

クリニックの先生たちは、子どもが自分の得意なことを生かせるように、自分の苦手なことで苦労しないように、相談にのるのが仕事です。

＜以下の説明文に関しては、本文を参照のうえ、本人に合わせて修正する＞
○○さんは、好きなことにはすばらしい集中力と記憶力を発揮します。○○さんは電車のことをよく勉強してたくさん知識ももっています。疲れをとるためのリラックス方法にも使える、すばらしい趣味です。
○○さんは決めたお手伝いをきちんと実行するまじめさももっています。毎朝カーテンを開けて、毎回ゴミ出しをしてくれると、親御さんから聞きました。○○さんのまじめさとやさしさがよくわかります。

○○さんなら、きっといい工夫をたくさん見つけていけます。
先生たちも手伝いたいと思っています。
○○さんのいいところがもっともっと発揮できるように、これからも相談に来てください。

◇◇クリニック
△△　　△△

文書を用意するのは、口頭だけで説明するよりも自閉スペクトラムの人たちの認知スタイルに合った方法です。また、形に残るものを事前に用意しておくことは、当日に本人の前で説明者がまごつかないためにも有効です。

3. ひな型（テンプレート）を用いることの利点

ひな型（テンプレート）を用いることには、いくつかの利点があります。

1）取り組む決心がつきやすい

ひな型があれば、初めて説明文を用意する親御さんでも取りかかりやすくなります。私は説明文例を2004年からインターネット上で公開していますが、これをひな型にしてわが子に特性説明を行ったというお知らせをたくさんいただいています。iPECのひな型を活用したという報告は、発達障害の専門医たちからも寄せられています。

2）準備の効率化

ひな型を活用すれば効率的に準備を行うことができます。多くの人たちに説明を行う必要がある臨床医にとっては、これは重要な条件です。

初めて特性や診断名を説明される体験は、本人や家族にとっては一生に一度のことですから、十分な準備のもとに行いたいと思います。一方で、医師が診察準備にかけられる時間には大きな制約があります。準備に膨大な時間がかかるようでは、診断や診断の説明は日常臨床のひとつとして定着していかないでしょう。ひな型の活用は、本人への心理学的医学教育が通常の診療行為になっていくうえで有用だと考えています。

3）チーム内で特性や診断の説明についてイメージを共有しやすくなる

ひな型があれば、親と専門家が説明のイメージを共有しやすくなります。あなたが専門家であれば、ひな型を見せることで親御さんに説明への同意が得られやすくなるでしょう。あなたが親御さんであれば、ひな型を見せることで専門家に本人への説明という支援領域があることを認識してもらいやすくなるでしょう。

4) ひな型の修正は、子どもの評価の目盛り合わせ

　ひな型のどこを修正すべきか、つまり、どんな長所を盛り込み、どんな苦手を取り扱うべきかを、親と専門家が一緒に検討する作業は、子どもの評価や支援方針の目盛り合わせの作業にもなります。

　子どもに伝えるべき内容をチームで検討するときに、ひな型という枠組みがあることは作業をスムーズにします。

5) 誰が担当しても、危険性の少ない説明が可能

　アトウッド先生の「特徴発見ゲーム」を使った診断説明は卓越した方法ですが、実施する人の技量によって成果が大きく左右される方法でもあるでしょう。面接場面での家族全体の状況と子どもの状況を瞬時に把握して適切な介入をはかる、いわばカウンセリングの「瞬発力」が高い専門家であれば大きな治療成果が望めます。

　ひな型を用いた特性と診断の説明は、説明者の技量に違いがあっても効果や危険性が一定の幅の中に収まる治療技法です。本書の読者には親御さんもいるでしょうし、医師や心理職などの専門家もいるでしょう。自閉スペクトラムの子どもを支援した経験や臨床技術もさまざまでしょう。ひな型を用いた説明は、誰が担当しても説明で生じる副作用が小さくなるように検討されています。

　ひな型をどのように活用して実際の説明文を作るかは、次章の「特性や診断を説明する」に記載しました。

第 **4** 章

特性や診断を説明する

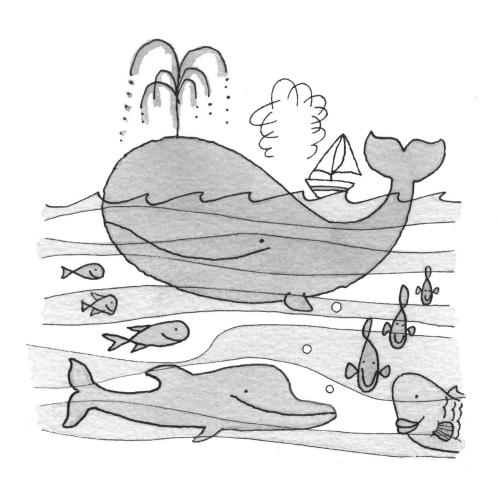

1. 特性や診断の説明手順

　説明の時期が近いと判断したら（時期の判断については第5章を参照）、私は特性・診断説明の治療的意義や起こりうる副作用をあらためて親に説明し、ひな型を示して説明文の準備を始めたいことを伝えます。

　また、準備よりも子どもの気づきが先行する場合もあることを伝えておきます。つまり、子どものほうから「ぼく、自閉症なの？」と質問してくる可能性があることや、その場合は「そうだよ、よく気がついたね。もう少し大きくなったら説明しようと思っていたんだよ」とあわてずに肯定してもらいたいこと、そして主治医にすみやかに連絡してもらい、専門家からの説明の場も設定したいこと、などです。

　説明文に書き込むべき長所や苦手は、最初に親御さんにリスト・アップしてきてもらいます。リスト・アップ作業は、親自身の考えの整理と心の準備に役立ちます。また、わが子のどんな特徴を長所や苦手としてとらえているかを専門家が把握する貴重な機会ですし、日々生活をともにしていなければ気づかない長所や苦手の具体例を専門家が知ることもできます。

　親御さんの状況によってはリスト・アップ作業が過剰な負担となる場合もあります。その場合は、本章に記載した長所や苦手のサンプル文の中から当てはまる特徴と具体例を書き出してきてもらう（あるいは専門家がその場で一緒に確認する）方法がよいでしょう。

　そしてリスト・アップされた内容を参考に専門家が説明文の草案を作成し、親御さんに最終チェックをしてもらって当日に備えます。

　ごくまれに、草案に対して何度も書き直しの依頼が出ることがあります。これは文言の打ち合わせの問題ではなく、わが子への説明そのものに対する不安や迷いの表れかもしれません。不安のあるうちは無理に説明に踏み切る必要はないことを伝えて、専門家は今どんな手助けが親御さんに必要なのかを再検討します。

2. 説明文の作成

　では、いよいよ説明文の作成に取りかかりましょう。

　説明文を準備するうえで心がけている点について、〈説明文例2〉を示しながら解説します。

　スライド原稿での説明は、一度に示す文章が短く、また投影という手法を使えば子どもの興味も引きつけやすいという利点があります（スライド原稿を印刷して活用することもできます）。その一方で、最初に全体像が示されないので、子どもによっては、これから何の話が始まるのか警戒したり不安になったりすることがあります。説明の概要（クリニックに来る理由、脳の勉強など、本人に合わせて）を最初に明示してから始めると本人の安心が得られやすいです。

1）できるだけ情報を絞る

　情報量が多すぎると、途中から頭に入ってこない・思い込みで誤解するといった事態が発生しやすくなります。緊張によるコミュニケーション能力の低下が大きいことは自閉スペクトラムの基本的な特徴ですから、処理可能な情報量に絞る配慮は重要です。

　準備する親や専門家が不安だと、説明文は長くくどくなってしまいがちです。本人への説明は必要なら何回でもあとから追加することができます。今、本人が受け取れる情報量をみきわめて、伝えるべき内容を厳選して説明文を作成しましょう。

　小学生への診断説明を始めた頃には、私自身もこれまでの支援の具体例を網羅する（つまりは私たちの歴史のすべてを振り返る）小冊子のような説明文を作ってしまったことがありました。長い説明文は、たとえ文章としては理解できる内容だとしても、集中持続の問題や、ちょっとした表現やエピソードに本人が心を奪われ先に進まなくなる危険性が高まります。小学生・中学生・高校生への初回説明では第3章の＜説明文例1＞、第4章の＜説明文例2＞くらいの情報量にしておくほうが安全でしょう。高校生・大学生であれば第2章の「資料　自閉スペクトラム」（iPECホームページで公開している解説用チラシを改編したもの）に本人の具体例を書き込む形で説明し、持ち帰って読んでもらうことも有益です。処理できる情報量は学年で決まるわけではないので、どのくらいの分量が適しているかは個別に判断する必要があります。
「工夫の歴史」や「力を合わせてきた私たちの歴史」を一緒に振り返る作業は、本人が自分を知るうえではとても役に立ちます。でもそうした振り返りは、第9章に示すように、説明のあとの支援として設定したほうが有効だと感じています。

あなたの疑問にお答えします

●どうしてクリニックに行くんだろう

●「自閉症」っていう言葉を聞いたけど、どんな意味だろう

……でもなんとなく、大人には聞きにくい
こんなふうに思ったことはありませんか？
あなたのそんな疑問に、お答えします

血液型＝血液のタイプ分け

●血液型は血液のタイプ分けです

●A 型、B 型、O 型、AB 型

●だれでもみんな、このなかのどれかひとつ

●あなたは、どのタイプ？

(注)スライド1：　子どもが受診に疑問を感じている場合や、情報事故で診断名を知った場合には、〈スライド1〉を導入として入れる。
導入スライドは、次ページの別バージョンで行う場合もあるし、情報量を絞るために〈スライド3〉または〈スライド5〉から始める場合もある。

脳にも、いろいろなタイプがあります

●考えたり、覚えたり、感じ
たり、筋肉に「動け」と
指令を出したりするのは脳
のはたらき

●脳にもいろいろなタイプが
あります

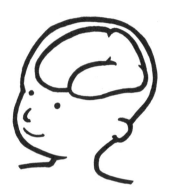

© 2005 iPEC

スライド1〜3別バージョン

今日のお話

●今日は脳のタイプについて勉強します

●自分の脳のタイプを知ることは
　自分に合った方法を見つけたり
　自分の長所を発揮したりすることに
　役立ちます

© 2005 iPEC

(注)スライド3: 　〈スライド3〉から始めるなら、最後に「今日は脳のタイプの話をします」と入れ、
説明の趣旨を最初のスライドで明確にする。

右利きか、左利きか

右利きか、左利きか、両利きか
・だれでもこの中の
　どれかひとつ

・利き手は脳のタイプで
　決まります
・利き手は脳のタイプ分け
　のひとつです

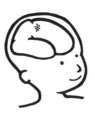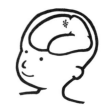

© 2005 iPEC

自閉スペクトラムという脳タイプ

●自閉スペクトラムか

●自閉スペクトラムじゃないか

これも、脳のタイプ分けのひとつです

●自閉スペクトラムとは、どんな脳タイプでしょう?

●今日は、そのことを勉強します

© 2005 iPEC

(注)スライド2・4：　子どもによっては類例の提示が理解の助けにならない場合があるので、関連がピンとこない子どもが比較的多い血液型のタイプ分けだけを省略することも、血液型と利き手の両方とも省略することもある。

自閉スペクトラムの特徴

**自閉スペクトラムの脳タイプの人には
こんな長所がよくみられます**

・目標を達成したい気持ちが強い
・まじめ、努力家
・言葉を正しく使いたい
・好きなことには、すごく集中できる
・好きなことは、よく覚える

……○○さんにも、あてはまる？

© 2005 iPEC

自閉スペクトラムの特徴

でも、こんな苦手がみられることもあります

・急に予定が変わると、イライラする
・好きなことは、なかなかやめられない
・思っていることがうまく伝えられなくて困ることがよくある
・大きな音や人のざわめきが苦手な人も多い

……○○さんにも、あてはまる？

© 2005 iPEC

（注）スライド6・7：　本人に合わせて記載する特徴を選ぶ。

長所と苦手はセットのものです

たとえば

●自分の好きなことに熱中できる（長所）
　からこそ

●好きなことを、なかなかやめられない、
　途中でやめさせられるのはイヤ（苦手）

●この長所と苦手はセットの特徴です

© 2005 iPEC

長所と苦手はセットのものです

●この特徴をなくす必要はありません
　　　　　　　せっかくの長所ですから

●でも、途中でやめられるワザがあれば
　○○さんもまわりの人たちも
　　　　　　　イヤな思いを減らせます

●○○さんは、スケジュール表で自分に区切り
　をつけるのが、とてもじょうずになりました！

© 2005 iPEC

(注)スライド8・9： 長所と苦手が、ひとつの特徴の裏表の関係であることを強調する。子どもが有効だと実感できている支援の実例をここに入れることで、相談の目的（最後のスライド）が理解されやすくなる。

スライド8・9別バージョン

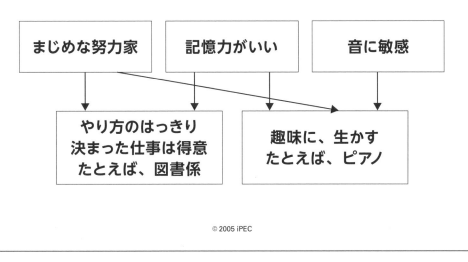

自分の長所を生かす：○○さんの場合

まじめな努力家	記憶力がいい	音に敏感

やり方のはっきり 決まった仕事は得意 たとえば、図書係	趣味に、生かす たとえば、ピアノ

© 2005 iPEC

(注)スライド8・9別バージョン： 生活に自閉スペクトラム特性が強みとして生かされていることを示すスライドでもよい。情報量を絞る場合は、〈スライド8・9〉は省略も可能。

説明文例2　スライド10

クリニックはこんな場所です

●長所が発揮できる方法を、一緒に考えます

●○○さんが困らない方法を、一緒に探します

●これからも相談に来てください

●○○さんのことを、応援しています！

(注)スライド10： このあとに続けて情報管理文例（第5章）を示すことも多い。

2）自閉スペクトラムの症状のすべてを解説する必要はない

　自閉スペクトラムという脳タイプを本人に説明するのは自分への気づきを促すためです。説明文で自閉スペクトラムの特徴を網羅する必要はありません。本人が「なるほど当てはまる」と思える特徴だけを説明すればいいのです。私たちは、自閉スペクトラムの専門家を養成しているわけではないのですから。

　聴覚過敏などの感覚過敏や、忘れ物やケアレスミスなどの注意困難が、本人にとって認識しやすい苦手であれば、「自閉スペクトラムの脳タイプでみられることの多い特徴」として説明文に入れることもよくあります。

3）長所の確認から始める

　自分の苦手や自分のしくじりには気づいている子ども・青年でも、自分の長所はわかっていないことがよくあります。自分の手柄をしつこく自慢するのは、長所を自覚する自信家だからではなく、そうすることで普段の失敗を打ち消したい・自分の存在を認めてほしいと願っている自信のない子ども・青年かもしれません。

　自閉スペクトラムは欠落ではありません。多くの長所を有する脳のタイプです。このメッセージを本人に伝えるためにも、説明は長所の確認から始めましょう。

　長所は苦手よりもたくさん記載しましょう。長所と苦手のどちらの数が多いかをまったく気にしない子どももいますが、項目数・文字数・スペースなどで自分が長所と苦手のどちらの多い人間なのかをとても気にする場合もあります。そして私たち専門家自身が彼らの苦手よりも長所に目を向けることを意識するためにも、長所が多く記載された説明文を作りましょう。

　もし親が子どもの苦手よりもたくさんの長所を書き出せないとしたら、専門家として今しなくてはならない支援は本人への説明ではないでしょう。親子の一つひとつの困難に対する具体的な手助けです。親がわが子の特徴を長所として味わうことができるための生活支援です。

　私が実際に説明文で使用してきた「長所」をサンプルとして挙げます。本人が自分に当てはまると思えることが大切です。同じ内容でも表現によって本人の気持ちにフィットしないこともあるので、内容が似かよっていて表現の違う

文章もいくつか挙げてみました。文例の後半には青年期の説明で使用することの多い、やや硬く抽象度の高い表現が記載してあります。説明を受ける本人が実感をもって同意できる表現を選びましょう。

【長所のサンプル文】

● 見て気づくのが得意（特に、興味・関心のあるもの）

● 見て覚えるのが得意

● 見てわかるように伝えてもらうと、理解しやすい

● 文章で書いて解説してもらうと、理解しやすい

● 好きなことは、よく覚える

● 好きなことにはとても集中できる、くわしい

● 好きなことなら、くり返してもあきない

● 知的な好奇心が強い

● 興味・関心のもち方がユニーク

● みんなが思いつかないことを、思いつく

● みんなが気づかない細かな点に、気づく

● 記憶力がいい

● 自分の決めたことは、やり抜く強さがある

● 目標を達成したい気持ちが強い

● 目標に向かって、努力する

● 理屈を教えてもらえば、納得できる

● 秩序を愛する、秩序をみつけたいタイプ

● ルールはきちんと守りたい

● 先がわかっていれば安心、実力を出しやすい

● いつもどおり、予定どおりだと、すっきりと安心できる

● グループ学習より、ひとりのほうが、勉強がよくわかる・集中できる

- グループより、ひとりのほうが落ち着いて作業を進めやすい
- 大人数より、ひとりのほうが実力を出しやすいタイプ
- ひとりで趣味を楽しむ力がある

- 言葉を正しく使いたい
- 日本語に対してまじめ、向上心がある
- 熟語や専門用語に関心がある、よく知っている

- まじめ
- やさしい
- 努力家
- がまん強い
- 正直
- おだやか
- 弱いものイジメはきらい
- ズルやいじわるをしたくないと思っている
- 責任感が強い

〈以下の表現は青年期の説明で使用することが多い〉

- ひとりの活動が苦にならない（長所としてのマイペース）
- 常識や世間に惑わされない信念の人（長所としてのマイペース）
- デジタル情報になじむ・デジタル情報を扱うのが得意
- 全体の意味に引きずられず、見逃されがちな細部に気づける
- 視覚的情報があると実力を出しやすい・視覚的情報を扱うことが得意
- 論理的思考になじむ・得意
- 論理的な文章になじむ・論理的な文章の作成が得意
- 法則性を見つけるのが好き・得意
- 手順や完成形が明確だと、取り組みやすい・実力を出しやすい
- 効率的な生活が好き・安心できる

● ルーチンは守りたい・ルーチンで安心できる

● 個性的な表現ができる・しっくりくる表現を探す決意が固い

● 興味・関心は「浅く広く」より「狭く深く」の人

4）苦手は本人の立場で記載する

　説明文で苦手について確認するのは反省を促すためではありません。本人の苦しさやつらさを共有し、「でも、その課題に取り組んでいこう」「取り組めば、きっと良いことがある」という決意や確信をあと押しするためです。

　したがって苦手に関する表現は、たとえば「何を言っているかわからないことがよくある」ではなくて、「言いたいことがうまく言えなくて困ることがよくある」とか、「言いたいことがうまく言えなくて、言うのをあきらめてしまうことがある」といった本人の側に立った表現を心がけます。

　実生活でのトラブルや困難について本人の立場で表現することは、その困難が本人にはどう体験されているのかをなぞることを意味します。それは、毎日の生活の中での本人の苦労や努力の大きさに気づくことにつながり、本人が手に入れた成果の大きさをともに味わうことにもつながります。

　苦手の記載は、長所の記載以上に、本人に合わせた表現を心がけます。

　自閉スペクトラムの人たちは自分の感情を認識するのが苦手で、自分の状況に関する表現に譲れない厳密さがある場合も多いものです。「○○が苦手」なら納得できるけれど、「○○がきらい」と表現されると、自分には当てはまらないと判断してしまうとか、「○○でイライラしてしまう」では違うけれど、「○○がとても心配」ならそのとおり、といったことがよく起こります。また、その言葉を使われたらそこからは情報をシャットアウトしてしまう、いわゆる「NGワード」がある人もいます。「NGワード」を把握している親御さんに説明文を最終チェックしてもらえればより安全です。

　思い込みやすい子どもたちでは、たとえば「予定が急に変わると不安になる」と言われると、その予定変更はいとこから聞いた「台風接近のため3時間目で下校になること」だと思い込んでしまって「そのほうがうれしいから、自分には当てはまらない」と思ってしまう場合もあります。本人の思い込みやすさによっては、「急な予定の変更でイライラしやすい（たとえば、理科の実験が急にホームルームに変更になった場合）」といった本人が納得しやすい具体例を

添えることもあります。

　「マイペース」「興味・関心は『広く浅く』より『狭く深く』」など同じ表現を長所と苦手の両方に使うと、長所と苦手は裏表のものだと伝えやすくなります。

【苦手のサンプル文】

● 自分の気持ちを言葉で説明するのが苦手な人が多い

● 言葉で説明するのが苦手で、あきらめてしまうことがよくある

● うまく伝えられなくて、困ることがよくある・誤解されてしまう

● 言いたいことがうまく言えなくて、苦労する

● 相手の言うことがわからなくて、苦労する

● 話し言葉だけだと、わかりにくい・心配

● 会話だとよくわからないことがある

● 好きなことを途中でやめられず、困ることがある

● 途中でやめるのは嫌い

● 途中でやめさせられると、イライラする

● 気になりだすと、切り替えられずにずっと考え続けてしまいがち

● 考えや行動を切り替えるのが苦手

● 目標が達成できないとイライラしやすい

● 急に予定が変わると、心配になりやすい

● 予想と違うと、すごく心配・イライラする

● 予想と違うと、すごく疲れる・心配

● 新しいことは、すごく疲れる・心配

● ルールがちゃんと決まっていないと、心配・落ち着かない

● やり方が決まっていないと、心配・始められない

● たくさんの人と一緒に何かするのは疲れてしまう

● 友だちとのやりとりで、苦労することが多い

● 友だちづきあいが、なんとなくうまくいかない

● 気をつかうわりには浮いてしまう・疲れる

● 他人の考えや行動が納得できずに悩むことが多い

- 相手の考えがわからなくて困ることが多い
- 大人数は、苦手
- グループで相談して何かするのは、苦手
- グループ学習は、苦手・すごく疲れる

- 人ごみが、苦手
- 人ごみでの疲れがはげしい
- うるさい音が苦手な人も多い
- 大きな音や人のざわめきが嫌いな人も多い
- 人にはわかってもらいにくい、特別な恐怖（＊）で苦しむ人もいる
- うっかりや気の散りやすさの目立つ人も多い
- 忘れ物やなくし物で、困る人も多い
- ケアレスミスや計算の苦手で、苦労している人も多い
- 運動や字を書くことが、苦手な人も多い

＊
本人には自分の恐怖の対象（たとえば、雷・犬・蜘蛛・赤ん坊など）は十分にわかっているので具体例を挙げる必要はない。その単語を書かれてしまうと、説明文が読めなくなってしまう危険がある。

〈以下の表現は青年期の説明で使用することが多い〉

- 自分のペースを乱されるのは、つらい・イライラする（弱点としてのマイペース）
- 周りのペースに合わせて動くのは、苦手・疲れる（弱点としてのマイペース）
- ペアワークやグループワークは、つらい・欠席しがち
- 集団になじむのが苦手・なんとなく浮いてしまう
- みんなは知っている重要情報を、自分だけ知らないことがよくある
- 細部が気になり、全体の社会的意味に気づきにくい
- 興味・関心は「広く浅く」よりも「狭く深く」の人
- 臨機応変に行動することが苦手
- 自分がめざす水準の完成が見込めないと、課題を始められない
- 初めての課題はなかなか手をつけられない
- 合格基準が具体的に示されない課題は、不安・なかなか手をつけられ

ない

- 曖昧な指示は苦手
- 「ほどほどにやって」「だいたいでいいから」と言われると困ってしまう
- 最善だと納得できるまで決められない・調べ続けてしまう
- 情報を取捨選択することが苦手・どれが重要か判断するのが難しい
- 多すぎる情報は処理できない（たとえば、溜まったメールを処理できない）
- 優先順位がわからない・優先順位が違うという注意をよく受ける
- 指示されると（頼まれると）、断れなくてあとで困る
- 相談できずにひとりで抱え込んでしまいがち
- やっていない（やってしまった）と言えなくて、つい虚偽報告をしてしまう

　以前は、ギルバーグ先生たちの診断基準（1989）をもとに、診察用に作成した「アスペルガー症候群かどうか、チェックしてみよう」というワークシートを説明に活用していたこともあります（吉田、2002）。

　診断が当てはまるかどうかの確認に、本人たちが主体的に参加しやすいという利点はありましたが、診断基準をもとに作成したシートはどうしても不得手にばかり焦点が当たってしまうため、現在は活用していません。

　私たちが伝えたいのは、「自閉スペクトラム特性はあなたの人生を切り開く強みでもある」ということだからです。

3. 診断名・障害名として伝える

　診断名は脳タイプ名とどう違うのでしょう。

　私は本人たちに診断名はサービスの入場券だと説明しています。

　私が大学の保健室や学生相談室で使用している〈脳タイプ・診断名・障害名説明文〉をiPECホームページから転載します。

　この説明文は診断名の意義を網羅してはいません。診断名は自分に関連する

情報を入手するための検索キーワードでもあるでしょう。診断名は自分が何者かを表す大切なアイデンティティだと話してくれた青年もいます。障害名がなくても受けられる福祉サービスはたくさんあります。この説明文は、自閉スペクトラムと自閉スペクトラム症の違いを、限られた面談時間内にわかりやすく伝えるために情報を絞って作成してあります。

発達障害・ADHD(*1)・アスペルガー症候群などの言葉が広く知られるようになり、「診断を受けたいから医療機関を受診したい」と学生相談室や保健室を訪れる大学生も増えました。受診する・しないにかかわらず、自分の特徴を具体的に把握して、その特徴を生かし、その特徴で不都合を生じないための技術を磨くことがまず最初に取り組むべき重要事項だということも、この説明文で確認します。

医療機関で診断だけ受ければ(*2)、あるいは薬さえもらえば、問題はすべて解決するはずだという魔術的な期待は、いずれ本人を落胆させます。

それを回避するための支援も、受診前の本人に会える立場の専門家の役目です。

子どもへの説明でも、まず自閉スペクトラム（脳タイプ）としての説明を行い、その後に必要な状況が生じたら、それは診断名・障害名でもあると伝えるという手順を私は選択しています。

iPECホームページから〈障害者手帳の説明文例〉も転載します。

障害者手帳は、診断名・障害名が入手のチケット（入場券）となるサービスのひとつです。この説明文は知的困難をともなう自閉スペクトラム症の子どもたちの診察で使用するため、知的発達症に対して交付される「療育手帳」で作成してあります。もちろん、精神障害者保健福祉手帳と置き換えて使用することも可能です。自治体によって交通費減免など子どもにわかりやすいサービス内容は異なりますから、子ども自身が使いたいと思えそうな自治体サービスを記載します。

＊1
注意欠如多動症
Attention deficit hyper-activity disorder
＊2
医療法で定められた場所以外では医業（医療行為）を行ってはならないと定められており、医師であっても学生相談室や保健室では診断や診断書作成（いずれも医療行為）は行えない。

49

〈脳タイプ・診断名・障害名説明文〉

発達特性（発達の特徴、発達の多様性、脳タイプ）
●「正常か異常か」ではなくて、どんな考え方のクセや行動のクセがあるか、どんな得手・不得手があるか
●自分の発達特性を知ることは、「自分に合った工夫を発見し実行する技術」や「自分に合った方法や活動を選択する技術」などの向上に役立つ
●この練習は、独学よりも専門家とともに行えれば安心で確実（＝カウンセリング）
●脳タイプは変わらなくても、技術が向上すれば不都合（トラブル）が減り、生活や気持ちが安定していく
●発達特性は、医師でなくても、訓練を受けた専門家であれば判断していい

診断名（疾患名）
●<u>医療サービスを受ける資格があることの認定</u>
　　┗薬物療法、医療機関で行うカウンセリング、など
●医療機関で医師が判断する（日本では、診断は医師が行うと法的に定められている）

障害名
●<u>福祉サービスを受ける資格があることの認定</u>
　　┗医療費の一部公費負担、障害者雇用枠での就労、など
●一定期間の医療機関通院ののちに、その医学的状態が固定したものであることを医師が判断する

＊＊＊＊＊＊＊＊＊＊＊＊＊＊＊＊＊＊＊＊＊＊＊＊＊＊＊＊＊＊＊＊＊

★自閉スペクトラム（AS）は脳タイプ名（発達の多様性のひとつのパタン）
　自閉スペクトラム症（ASD）は診断名（疾患名）と障害名のいずれの意味でも使用される
★ADHDは、脳タイプ名、診断名（疾患名）、障害名のいずれの意味でも使用される

　　　　　　　　　　　子どもとおとなの心理学的医学教育研究所（iPEC）
　　　　　　　　　　　　精神科医師　　吉田 友子（よしだ ゆうこ）

〈障害者手帳の説明文例〉療育手帳の例

自閉スペクトラムの脳タイプには得意もたくさんありますが、少数派です
少数派が多数派の中で暮らすのは不便も多い
だから社会参加のための特別なサービスが用意されています

それが「療育手帳」です
〇〇市に少数派と認定されればもらえます
博物館の無料入場、市営バスや市営地下鉄の割引などの特典のほかに
将来就職するときに特別枠で就職試験を受けることもできます

　子どもたちに脳タイプ名と診断名・障害名を区別して説明する必要が生じる
ことは、障害者手帳について説明する場合くらいしか私は経験していません。
　知的困難をともなわない自閉スペクトラム症では、子ども時代に障害者手帳
を取得することは少ないと思います。

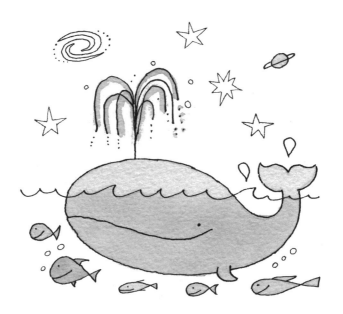

第5章

いつ、伝えるか

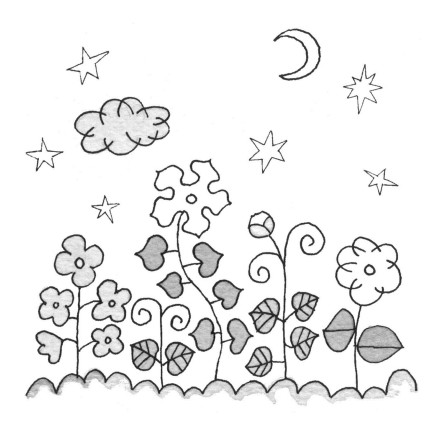

1. 説明の時期は暦の年齢では決められない

　特性や診断の説明は何歳で行うのがよいのでしょうか。よく受ける質問です。

　実際に本人への説明を担当している専門家のみなさんは、説明に適した時期は暦の年齢では決められないと実感していることでしょう。

　説明に向けた準備の進み具合やその他の条件を総合的に判断して、一人ひとりについて説明に適した時期を検討します。

　それが何歳になるかは、ケース・バイ・ケースです。

　本書初版を出版した頃は、学校でのトラブルやいじめ被害など本人が自覚しやすい困難が起きているときに説明するのがいいという専門家や、思春期には伝えるべきではないという意見、4歳でも5歳でもとにかく早ければいいという主張などがありました。しかし、本書出版から10余年が経過し、現在ではこれらの主張はほとんど聞かなくなりました。第1章で述べた説明への無頓着と暴走という両極の問題はありつつも、この10余年で本人への説明は個別性の高い支援のひとつだという認識が親御さんにも専門家にも広まったことを実感します。臨床家として大変に心づよくうれしいことです。

2. 説明の時期を判断する「目安」、あるいは説明に向けた準備

　ではどうやって一人ひとりに適した説明の時期を検討すればいいのでしょう。私自身が説明時期を検討する際に「目安」としている項目を整理してみます。

　誤解がないよう強調して伝えたいのは、これらの条件が整うのをただ観察して待ちましょうと提案しているのではないということです。これらの「目安」は、説明に向けた準備にもれが生じないように自分自身の臨床を振り返る枠組みです。「目安」の整理は、支援としての特性説明が一日でも早く可能となるために、臨床家として何をなすべきかの整理です。

　同じひとりの子ども・青年でもおのおのの項目はばらばらの進み方をするので、説明の時期の判断は簡単ではありません。

　「ぼくは、自閉症なの？」と子どもに聞かれたら、あるいは「発達障害なのか知りたい」と訪れた青年に対して、どんなにその他の状況が整っていなくて

もごまかすわけにはいきません。

　あるいは、子どもが自他の相違に気づき始め、説明すべき状況にあると判断しても、親が断固として本人への説明に反対していれば、専門家の立場でそれを押し切ることはできません（ただし「もし本人からはっきりと質問されたら、信頼関係を保つためにも自閉スペクトラムだよと返事をします」という了解は親御さんから取り付けます）。

・以下の目安は親に連れられて相談が開始される子どもたちを想定して記載してあります。本人が単独で来院・来所する青年たちの場合は、親に関する項目については考慮が必要ありません。

　ただ、成人期でも親に理解してもらうことは本人の精神的安定に大きな影響があります。また、仮に関係がこじれていても経済的に親の庇護のもとにある大学生は親と関係を断つことが難しいものです。大学の学生面談でも本人が同意してくれたら可能な限り親へのアプローチを行っています。

・以下に述べる目安の中でも、特に、 重要! とマークをつけた5つの条件を重視して、私は説明の時期を判断しています。

1) 本人の状況

(1) 重要! 自分はみんなと違っているようだという気づき

　自分はまわりと違っているようだと本人が気づき始めた時期が、説明の好機です。

　周囲との違いへの気づきは、ほとんどが「自分だけ○○ができない」「自分はヘンだ」といった自己否定的な気づきで始まります。

　子どもたちに否定的な自己像をもってほしくないから説明という支援を行うのに、こうした気づきが出現するのを待つことは矛盾しているのではないか、一部の専門家の主張のように4〜5歳で説明を行えばこうした否定的な気づきを最初から防げるのだろうかと、私自身、悩んだ時期がありました。

　しかし現実的な問題として、教えられた技術を積極的に活用してくれるのは気づきの始まっている子どもたちです。また、次項に述べるように、気づきの有無は説明内容の理解力も左右します。自閉スペクトラムという言葉が特別な情報だと認識できるのも、気づきの始まっている子どもたちです。

説明の効果を最大に、副作用の危険性を最小にするためには、自分はみんなと違っているようだという気づきが始まった時期をねらって説明することが重要だと今は強く実感しています。

　4〜5歳以降になると、自分の日課や利用する施設が他の子どもと違っていることに気づいて大人に質問してくることがあります。こうした質問のすべてが、「自分はみんなと違っているようだという気づき」とは限りません。
「どうしてわたしだけ幼稚園を休んで病院に行くの？」という質問も、それで通院を渋るとか、他の子に知られるのを嫌がるとすれば気づきのサインかもしれません。でも、この質問をみんなの前で無邪気にするとしたら、「どうしてわたしのお父さんは日曜日じゃなくて、火曜日がお休みなの？」と質問するのと同じレベルの純粋な疑問の可能性があります。
　説明の必要が生じている気づきは、「違いの原因は自分の側にあるようだ」と漠然とでも感じているような気づきです。子どもから通院や療育について質問されると親御さんはあわててしまい、いきなり診断名の説明を始めたりしがちですが、あせらずに子どもの全体的な状況を専門家と確認してみましょう。

(2) 説明への理解力

　説明を理解するためには一定の言語理解力が必要です。伝わる説明をするためには、子どもの実用上の理解力を判断する必要があります。自閉スペクトラムでは実用上のコミュニケーション理解力は、知能指数では判断できません。本人の文章理解力を把握していると思われる専門家（担当の言語聴覚士や教師など）に説明文の草案（またはひな型）を読んでもらい、意見を求めるのもいいでしょう。

　また特性や診断の説明に関する文章理解は、本人の気づきの有無やこれまでに受けた支援の内容によっても違ってきます。
　たとえば、家族旅行のときも学校行事のように、訪れる観光地の場所と順番や宿泊先を書き出した「旅のしおり」をいつも用意してもらっている子どもがいたとします。この子は「この『しおり』があれば、安心」「安心していると、楽しめる」と実感しているでしょう。この体験を例に挙げて「予定がわかっているほうが安心なタイプ」「急な予定の変更は苦手だけれど、予定表を書き換えれば気持ちが切り替えやすいタイプ」と説明されれば、子どもはこれらの指

摘を理解できます。でも、その体験のない子どもでは、これらの説明は抽象的でピンとこない可能性があります。

　大講堂での対面授業では授業理解が困難で欠席がちとなり単位が取得できなかった大学生についても考えてみましょう。一般入試で合格した大学生は中学・高校までは授業理解に問題がなかった場合が多いと思いますが、彼らは中・高の授業のどこが自分の助けになっていたかを認識しているわけではありません。したがって、「90〜100分間という長時間の話し言葉による情報提供」「中・高の教科書のようなテキストがないこと」「中・高よりも授業内容を事前に予測しにくいこと」などが授業理解の困難に関係していることにも気づきません。

　コロナ禍での授業形態の変更は一部の大学生の単位取得を大きくあと押ししました。「対面授業の代わりに録画授業の視聴となり、自分のペースで止めたり巻き戻したりしながら視聴できる」「授業で整理された視覚提示が増えた」「視覚的な資料の配布が増えた」「資料は電子的な事前配布となり、授業内容の予測が立つようになった」などの変更が、彼らが本来の学力を発揮することに役立ったと推測されます（＊）。

　専門家が彼らの体験を整理したうえで、「長時間、相手のペースで話を聞くのは苦手だが、自分のペースでなら理解できる」「視覚資料があれば理解しやすい」「心づもりがもてれば安心して聞ける」といった指摘をすれば、彼らは実感をもって同意してくれるでしょう。そして、大学が通常授業に戻ったあとに自分がどんな対応を大学に要望すべきかを理解できます。

　自閉スペクトラムでは、社会的想像力の特徴のために、体験（実感）していないことは言葉で説明されてもイメージすることが難しいのだと推測されます。
　本人が説明を理解できるかどうかは、具体的支援の実践がどの程度進んでいるかに大きく左右されるのです。

　そうはいっても、説明を理解できる年齢の目安はないものでしょうか。
　トニー・アトウッド先生は『アスペルガー症候群　完全ガイド』（2006）の中で「8歳よりも幼い子どもたちは、周囲との特別な違いに気づいたり、アスペルガー症候群という複雑な発達障害の概念を理解したりすることは困難でしょう」と述べています。
　よこはま発達クリニックで2004年度に実施した調査でも、8歳がひとつの目安となる可能性が示されました。私たちは、知的困難をともなわない自閉スペ

＊
一方で、登校という枠組みがなくなったことや、画面での顔面直視の負担感から、単位取得が困難となった自閉スペクトラムの大学生たちもいる。

クトラム症の小中学生をもつ親御さんにアンケートを行い、子どもたちは診断名をいつどのようにして知ったのかを調査しました（The National Autistic Society 2005 Conference）。その結果、高機能自閉スペクトラム症の小中学生116名の中で40名の子どもが自分の診断名を知っており、そのうち13名は親や専門家の予期しない状況で自分の診断名を知ったことが判明しました。他の子どもに告げられて知った1名を除くと、10歳と11歳で気づいた子どもが4名ずつで、8歳と9歳で知った子どもも2名ずついました。アトウッド先生の指摘の通り、8歳より幼い子どもは同じ情報に接していても自分に関連づけて理解することができないために診断名に気づかなかった可能性があります。

　自分とまわりとの特別な違いに気づき始める年齢や、診断名を理解できるようになる年齢は一律ではないと思いますが、8歳以降という年齢はひとつの目安になるかもしれません（8歳より幼いと理解が難しい可能性がある）。

（3）誰彼かまわず話すことはしない能力

　自閉スペクトラム症で心理学者でもあるリアン・ホリデー・ウィリー先生は、自分自身はカミングアウト推奨派であることを明言しています（2004）。その一方で、彼女は、自分の診断名について話すべき人と話す必要のない人を区分する必要があることを具体的な指針と共に解説しています（1999）。

　同じく自閉スペクトラム症のルース・エレーン・ジェイナー・ヘーン氏は、話す場合・話さない場合のそれぞれで予測されることを表に書き出し慎重に検討すべきだと解説し、おとしめるための情報を探している人間には、診断名は教えてはいけないとも警告しています（2004）。

　服巻智子先生も、診断名を公表していない人たちの意見を以下のように紹介しています（2006）。

「大学生や成人についてはあえて障害の問題をとりたてて言う必要がない場合もあると思っています」（榎木たけこ[*1]）

「私がカムアウトするということは、夫の問題でもあり、子どもの問題でもあり、私の両親や兄弟や親せきなど、私にかかわるすべての人の問題にもなってきますので、軽々しく言うことができません」（空音[*2]）

　診断名を周囲に伝えることでしか得られない理解や配慮、安心感は確かにあります。自閉スペクトラム症の人たちの権利擁護のうえでも、診断名公表の問題は重要です。しかし、どんな選択にも不利益の危険性は必ず存在します。

*1・2
いずれも、自閉スペクトラム症の方のペンネーム。

　たとえば、情報には二次伝播が必ず生じます。診断名を公表したのは同級生に対してだとしても、同級生から部活の後輩へ、後輩から塾の同級生へと診断名が伝わり、誰が診断名を知っているのかはすぐに把握できなくなります。

　また、子ども時代になされた診断名公表は、共通の人物を介して時間軸でのいわば縦の二次伝播も生じ、成人期にもち越されます。

　二次伝播が実際に起きていても、実際には起きていなくても、道で行き会う人たちが自分の診断名を知っているかもしれないと考えることは、精神的に不安定なときには本人たちに大きな恐怖をもたらすことを主治医として経験し、診断名の公表は本人が成人してから自分で判断するまでは保留にしたいと改めて思いました。自閉スペクトラム症であるという個人情報を開示することで、詐欺の標的にされる危険性があることも知りました。診断名公表によって自閉スペクトラム症の解説者としての役目を周囲から求められるようになる可能性もあり、人によっては大きな負担となるかもしれません。

　こうした危険性について具体的に親御さんや本人に説明することは専門家の役目だと考えます。

　本書の初版を出版した10余年前から現在に至るまで、学校でのクラス運営が難渋していることの打開策として、あるいは他の児童やその親からの抗議への対策として、診断名を公表するようにと学校から親子に圧力がかかることがあります。ゆゆしき事態です。

　具体的なトラブルは診断名の公表でどうにかすべき問題ではなく、その子どもや学級全体への対応の変更、子どもと担任への支援体制の強化や教育形態の見直しなどで改善すべき問題です。

　実際、私がこれまで受けた学校での診断名公表の相談は、知的困難をともなわない自閉スペクトラム症の子どもの場合では、全例が、実は診断名を公表するかどうかの問題ではなく、学級での自閉スペクトラム支援の不足や不適切の問題でした。また、たとえば粗暴な言動が続いている状況では、診断名を伝えたからといって、相手は大目にみてはくれないでしょうし、そんなことは期待すべきでもありません。

　具体的トラブルは具体的対策で対処する以外に方法はないのです。周囲への説明も、診断名よりも具体的な特徴の説明と相手にとっての対処のコツなどを伝えるほうが有効なことが多くあります。

　診断名を公表している人たちの姿をテレビなどで見て、診断名を公表してい

ない自分は卑怯者なのではないかと、自分自身を責める人たちがいます。これもまた、専門家として胸の痛むことです。素性を明かし、診断名を公表して啓発することを選んでくださった方たちには、専門家として深く感謝しています。ただし、自閉スペクトラムの啓発や権利擁護のための活動は、一人ひとりが自分に合ったやり方で取り組めばいいのだと思います。

　ですから、私は本人たちに「診断名を公表するかどうかは、じっくり考えていい」「公表するかしないか、どちらの道も選ぶ権利があなたにはある」「自分の人生なのだから、どちらを選んでも卑怯ではない」と伝えています。

　診断名の公表は、一人ひとりの状況に合わせて個別的に検討すべきことがらです。周囲がみてとれる症状の現れ方（たとえば、話し言葉が無い人かどうか、など）や、子ども自身の理解力（知的困難をともなっているかどうか、どの程度か）などによっても、診断名公表の利益と不利益は異なるはずです。

　彼らは社会的想像力の特徴のために、まだ起きていない危険について実感をもって予測することが苦手です。診断名公表によって生じうる不利益については、親や専門家が本人たちに、また専門家が親に、具体例を挙げて説明する必要があります。そして、周囲への診断名公表を保留にしておくという選択肢を残すためには、「誰彼かまわず言うことはしないでいられること」が、説明時期を検討する重要な要件となります。

　情報管理能力が重要な理由はもうひとつあります。知的困難をともなわない子どもたちは、自分の自閉スペクトラムを理解すると、他の子どもたちの自閉スペクトラムにも気づけるようになります。気づいた子どもが、相手の自閉スペクトラム・自閉スペクトラム症を無邪気に指摘してしまっては、指摘された子どもの支援計画に大きな影響を及ぼしてしまいます。相手の親子を混乱させ、その親子と主治医との治療関係を破綻させる危険性すらあるでしょう。話すべきでない相手に話さずにいられることは、他人の権利を守るうえでもとても大切です。

　以上の理由から、誰彼かまわず言うことをしないでいられる能力は重要な要件だと考えています。私は説明のときに（または後日）、次に示す情報管理文例を子どもに示して、診断名はとても重要な情報なので、その重要性を理解し適切に扱ってくれる人にだけ話そうと勧めています。診断名が住所や氏名とは

別格の重要事項だということを理論的に解説するのは、とても難しいことです。しかし不思議なことに、自他の相違への気づきが始まっている子どもたちは、それをたやすく理解してくれます。

　気づきの乏しい子どもでも、「人に言ってはいけません」と禁止すれば秘密にしておける場合もあるでしょう。しかしこうした口止めは、「診断名は人に言えない恥ずかしいもの」と子どもに誤解させてしまう危険性があります。言わずにいることの理由を理解して言わないでいられることが重要です。

情報管理文例1

大切な情報は、伝える相手を選ぶ

●自閉スペクトラムだということは、とても大切な情報です

●大切さをわかってくれる人にだけ話しましょう

お父さん・お母さん・クリニックの先生
ほかのだれに話すかは、↑ この人たち と相談して
決めましょう

© 2005 iPEC

61

あなたのまわりの
自閉スペクトラムの脳タイプの人たち

●学校にも○○○クラブにも、
　自閉スペクトラムの脳タイプの人がたくさんいるはず

●脳タイプの勉強をしてくれたあなたなら
　「あ、この人も自閉スペクトラムだな」と気づくかも

●でもその人は自分の脳タイプを
　まだ知らないかもしれません

ほかの人の脳タイプに気づいたときは

●その人が自分の先生から教えてもらうまでは
　自閉スペクトラムのことは言わないであげましょう
　・誤解するかもしれないから
　・自分の大切なことを他の人から教えられるのは
　　イヤかもしれないから

●もし、だれかに話したくなったり、話してしまったら、
　遠慮なく相談してください

●一番いい方法を一緒に考えましょう

情報管理文例2

お願い

　○○さんは、自分が「自閉スペクトラム」という脳タイプだと今はもう知っています。

　くり返しますが、「自閉スペクトラム」であることは悪いことでも恥ずかしいことでもありません。では自己紹介をするときに自分の名前を言うのと一緒に「私は自閉スペクトラムです」と話すほうがいいでしょうか。

　私はそう思いません。
　脳タイプは○○さんのとても大切な情報です。
　大切な情報は、その大切さを理解して同じように大切に扱ってくれる人にだけ伝えるほうがよいでしょう。
　だれに話してだれには話さないかは、お父さん・お母さん・△△先生と相談して考えていきましょう。他の「自閉スペクトラム」の脳タイプの子どもたちも、家族・クリニックの先生たち・担任の先生（もし信用できそうだったら）だけに話している人が多いです。

　○○さんにお願いがあります。
　クリニックには「自閉スペクトラム」の脳タイプの子どもたちがたくさん相談に来ています。たぶん、□□学級にも「自閉スペクトラム」の子どもたちがたくさん来ていると思います。
　脳タイプの勉強をした○○さんなら「あ、この人も自閉スペクトラムかな」と気づくことがあるかもしれません。でも、「自閉スペクトラム」ということばは言わないであげてほしいのです。

　大切なことは大人から直接教えてもらったほうが安心です。
　それに、自分の大切なことを、他の子どもが先に気づいていたと思うとちょっとイヤだよね。

　○○さんならきっとだまっていてくれると思います。
　どうぞよろしくお願いします。

◇◇クリニック
△△　△△

2）支援の進み具合

（1） 重要！ 「やりようはある」という実感を、本人がもてている

　支援の進み具合で重視していることは、本人が「苦手はあってもやりようはある」と実感できていることです。具体的な支援（工夫やアドバイス）によって困難が改善したという成功体験を重ねることで、初めて本人はこの実感をもつことができます。

　掃除の時間のトラブルを例にして考えてみましょう。教科学習の時間は安定して過ごせているのに、休み時間や掃除など、枠組みが授業ほどはっきりしていない活動でトラブルが頻発している自閉スペクトラムの子どもは、めずらしくありません。こうした子どもの場合、担当する用具や担当する範囲が明確になるような分担表を作成して貼り出すことで、トラブルが回避できることがあります。こうした具体的な自閉スペクトラム特性への支援によって、子どもはクラスのメンバーとして非難されずに責任が果たせたという達成感を味わうことができます。先生が用意してくれた分担表は便利だと気づく子どももいるでしょう。こうした成功体験を積ませることで、「苦手はあってもやりようはある」「やり方を工夫すればトラブルは減らせる」という実感を育てていきます。この過程は特別支援教育や療育指導そのものですが、特性説明に向けた重要な準備でもあります。

　「やりようはある」という実感がもてているということは、一定程度の安定した状況にあることも意味します。
　トラブルが頻発しているときこそ説明のチャンスだという意見も過去にはありましたが、そういう主張をする人たちは自閉スペクトラム・自閉スペクトラム症を「人生の障害物」「取り除くべき異物」と本人に認識させることで、「自閉スペクトラム症に負けない」ための努力を本人から引き出そうとしたのでしょう。確かにトラブル頻発の時期に診断名が伝えられると「心を入れ替えたように」短期的にはとても適応が改善することがあります。でも、これは私たちが特性・診断説明の副作用として心配する「自己否定的な技術向上」に他なりません（第7章）。

　「自己否定的な技術向上」を回避するために、私たちは2つのことを覚えてお

かなくてはなりません。

ひとつは、第7章で述べるように、努力する理由（少数派だから工夫が必要なのだということ）を本人に正しく認識させることです。

もうひとつは、一定程度の安定した生活が送れているときを選んで説明することです。つまり、「一発逆転」を期待してトラブルが頻発しているときに本人への説明を設定しないことです。

どこからどう手をつけていいかわからない行き詰まった状況では、「本人が自覚をもって努力すれば…」「診断名を知って、本人が決意してくれれば…」という誘惑に親も専門家も惑わされがちです。でも親や専門家がどう手をつければいいかわからないほどの混乱状況を、本人の決意で切り抜けようなどと考えるべきではありません。それは専門家自身の技術不足（あるいは絶望）を本人の側に押し付ける恥ずべき態度です。具体的な困難は、具体的な自閉スペクトラム支援でしか乗り越えられないと、親や専門家が腹をくくることが必要です。

脳タイプ名や診断名は、一定程度の安定が維持されるようになってから、つまり、「やりようはある」と本人が思えるように支援してから、伝えましょう。

(2) 重要！ 自分の特性は「長所でもある」という実感を、本人がもてている

技術指導をする際は自閉スペクトラム特性を強みとして活用するということを、本書の最初で確認しました。自閉スペクトラム特性を活用した指導のほうが成果が上がりやすいからです。同時に、強みを活用する支援方針は説明に向けた準備としても大きな利点があります。

①毎日の生活がうまくいく「秘訣（ひけつ）」を長所として確認

長所の確認というと何かの突出した知識や技能をほめることのように思われがちですが、そうではありません。実生活に生かされるような強みを本人に実感させることです。

掃除当番の分担表のような工夫（日常生活における調整）を実践し、その成果を本人とともに味わうことが「長所でもある」という実感をはぐくみます。そして、成功の秘訣をキーワードとして確認していくことが、自分の強みを本人に気づかせる助けとなります。

長所を伝えたいと大人は思っていても、叱られてばかりの毎日の中でとってつけたようにほめられたのでは本人は警戒するばかりです。自己否定感の強い

状況では、「その程度のことでほめられるなんて」とかえって傷ついたりもします。自分の特性が長所でもあると実感できるためには、毎日の生活がある程度安定していることが必要です。

　つまり、「長所でもある」という実感は、（1）で述べた「やりようはある」という実感とセットのものなのです。

②本人の興味関心に敬意を払い応援する

　生活の「秘訣（ひけつ）」としての自閉スペクトラム特性をほめるだけでなく、本人の関心領域・趣味（こだわり）を認め応援してあげることも意味があります。電車とか歴史とかゲームとか、何かの分野で人一倍熱中できたり知識が豊富だったり技術が高かったりすることは、それが世間からどんな評価を受ける領域だったとしても（自分や他人を傷つけたり法に触れたりしない限りは）、すばらしいことです。得意分野として敬意を示すだけでなく、たとえば「マサルくんはNゲージを眺めていると疲れがとれるんだね。いい趣味だね」と不安や緊張をリフレッシュする手段としての価値も確認してあげるといいでしょう。

「趣味をうっかりほめたりしたら、今でさえのめり込みすぎなのにもっとたいへんなことになってしまう」と躊躇（ちゅうちょ）する親御さんもいるかもしれません。特別な得意（こだわり）に没頭しすぎるあまり、本人や家族の生活に支障がでてしまっていることは確かにあります。でも、生活が滞るほど趣味に没頭してしまうのは、趣味以外の達成感が乏しい生活や、不安を抱え続けている状況で生じやすいです。趣味に没頭し続ける以外に自分の心が守れないのかもしれません。

　本人はただイライラするばかりで自分が不安だということにすら気づけず、趣味の活動を中止させたあなたがイライラの原因だと腹を立てているかもしれません。自分の感情を認識したり、その原因に気づいたりすることが自閉スペクトラムでは苦手です。不安の原因を彼らの発達特性と現在の環境から大人が推測し、不安を減らす手助けや達成感を味わえる工夫を提供してみましょう。

　それは学習の内容を実力に見合ったものに見直すことかもしれません。図書係など、きまじめさが生かされやすい学級の係に任命されてみんなの役に立っていることを実感させてあげることかもしれません。

　わが子の趣味をほめるのをあなたが躊躇（ちゅうちょ）しているとしたら、それはどんな言葉でどの程度ほめるかという問題ではなく、毎日の生活の安心感や達成感をどうやって積み重ねてあげるかの問題だと思います。

　不安の軽減・達成の実感が乏しいことをそのままに、禁止や時間で区切る練

習だけ行おうとしてもうまくいかずに、禁止する側もされる側もイライラが増してしまうことがよくあります。

(3) 重要！ 「やりようはある」「長所でもある」という実感を、親ももてている

「これからも解決すべき問題は起きるかもしれないけれど、どうにかやっていけるだろう」「自閉スペクトラム特性は、毎日の生活を安定させるための秘訣として利用できるものだし、あの子の味わい深さ・長所でもある」と、親も実感できていることは重要です。当日どんなに言葉を選んで説明を行っても、親がこの実感をもてていなければ、毎日の生活の中でそれは子どもに伝わるものです。

本人が、「やりようはある」「長所でもある」という実感を支援の積み重ねによって初めて手に入れられるように、親も、専門家の支援を受け、親として成功体験を積み重ねて、初めてこの実感をもつことができます。

毎日の生活がトラブルの連続でヘトヘトの状況では、専門家から「自閉スペクトラム特性は長所でもある」といわれても、腹立たしい無責任なコメントに親には聞こえてしまうことでしょう。

親が「やりようはある」「長所でもある」と感じられていない場合には、専門家は親の認識の浅さを嘆くのではなく、自らの支援の不足を反省すべきだと自戒をこめて確認します。

(4) 自己理解をうながすアプローチ（キーワード提供）がなされている

キーワード（本人の行動や考え方の特徴を説明する言葉）は、自閉スペクトラム・自閉スペクトラム症という言葉を知ったあとのほうがずっと本人に同意してもらいやすいものですが（第7章「説明で期待される効果、あるいは説明の目的」参照）、説明の前でも、本人が成功体験を積んだときにその実体験を例に挙げて行うと、本人に受け取ってもらいやすいようです。

掃除当番という課題の曖昧さからくるトラブルが、分担表を貼り出すという調整で改善された例を思い出してください。トラブルの最中に「曖昧な分担は苦手」という特徴をキーワードとして伝えようとしても、本人にはピンとこないかもしれません。でも、分担表でトラブルが改善したタイミングでそのことを例に挙げ「なんとなくみんなで分担するよりも、はっきりと伝えてもらうと困らないタイプ」「口で説明されるだけより、書き出してもらうほうが頭に入

りやすい」「納得したことはサボらず取り組む、とてもまじめな人」と伝えると、キーワードは実感をもって受け取ってもらいやすいです。

「ケンカしないで掃除ができたね」「上手に掃除ができたね」と結果だけをほめるのでは、せっかくのキーワード提供の機会を逃してしまうことになります。また、知らないうちに陰で大人が工夫してうまくいく状況を作ることも、自分に役立つ工夫を知る機会を本人から奪うことになります。

　キーワード提供は、親や専門家が、子ども・青年の失敗や成功の理由を認知特性から整理する技術をもっていることが前提となります。私たち大人にもキーワード提供のための技術向上が求められます。

3) 親の条件

(1)　重要!　子どもへの説明に、親が同意している

　説明を受ける本人が親の保護下にある子どもの場合には、この条件は重要です。その理由は2つあります。

　まずひとつめは、すべての介入（治療や特別支援教育）はユーザー（子どもの場合は法的な代理人である親）のインフォームド・コンセント（十分な説明のうえでの同意）のもとで選択されるべきだからです。手術するとか、新薬を投与するといった場合には、作用と副作用を説明し、その他の選択肢も提示して同意を得ることは常識的な手続きです。本人への説明という介入も、インフォームド・コンセントの観点から、親の同意（未成年の子どもの場合）のもとで行われるべきです。

　親の同意を得るべきもうひとつの理由は、診察室・相談室を一歩出たら子どもを支えるのは親だからです。親自身が納得できていない、あるいは準備が整っていない状況で、診断名についての疑問を子どもが親にぶつけたら親子はきっと混乱に陥ってしまうでしょう。親が同意していない介入を強引に実施するのは、結果的には、子どもを助けることにならない危険性が高いのです。

　主治医からすると、子どもが周囲との違いに悩み、情報を必要としているのに、親御さんが同意してくれない状況ははがゆいものです。そんなときには、子どもへの説明を強行しようと考えるのではなく、親の決心をあと押しする仕事が十分に行えていないのだと専門家自身が振り返り、親へのアプローチを優

先すべきです。

（2）本人への説明に関する両親の方針の一致

　本人への説明に関する方針の不一致は、両親の自閉スペクトラムへの理解や
支援目標の不一致の反映であることがほとんどです。両親ともに今後も子ども
とのかかわりをもち続けるのだとしたら、かかわる大人同士（両親）の理解や
方針の不一致は子どもに混乱をもたらします。専門家は、子どもへの説明の前
に、両親との意見交換の必要性を検討すべきでしょう。

4）生活環境や社会資源の条件

（1）子どもが担任教師を信頼していること

　子どもたちにとって学校は生活の大半を占める場所で、特に小学生にとって
は担任教師の影響力は計り知れないほど大きいものです。

　本人への説明では前述の情報管理文例を示したのち、子どもに「今日の話」(*)
を誰に伝えたいかと聞きます。そして子どもから「担任の先生には親から話し
てもいい」という答えを引き出します。学校に自分の脳のタイプを知って応援
してくれている大人がいると思えることは、子どもの支えになります。

＊
担任には事前に診断名は
伝えられていると思われ
るが、「今日の話」につ
いては知らないので、子ど
もへの問いかけはウソで
はない。

　別の言い方をすれば、「今年の先生なら話してもいいよ」と子どもが言って
くれそうな信頼関係が、担任教師と親子との間に築けている年度に本人への説
明を設定したいと思います。

　自分が理解できる情報を提供してくれて、適切な行動を導き出してくれて、
自分を認めてくれる大人を子どもは信頼します。子どもが担任教師を信頼でき
るように、担任教師を支援するのも専門家の役目です。

（2）大きな環境変化の直前でないこと

　進級・進学といった、環境が大きく変化する直前に特性や診断名を説明する
ことは、可能ならば避けたほうが安心です。現在の学級ではトラブルもなく、
担任教師への信頼もあり、安定した状態が保てていたとしても、学年・学校が
変われば状況は一変するかもしれないからです。

　自閉スペクトラムの子どもたちは、新しい環境に安心するまでに時間がかか
ることが多く、不安な時期には安定期以上に自閉スペクトラムの特徴が困難と

して強く示されます。そうした子ども自身の不安定さが周囲とのトラブルを引き起こしてしまうこともあります。

また、説明後に抑うつ状態や退行を生じる場合もありますから（第8章「説明の副作用」）、修学旅行や運動会など緊張や混乱が心配されるような大きなイベントの直前の説明もできれば避けたいと考えています。

（3）1対1で相談できる場所が、親にも子どもにもあること

自閉スペクトラム・自閉スペクトラム症という用語の説明は一連の支援のひとつの段階に過ぎません。脳タイプ名・診断名の説明は自己理解支援のゴールではなく、ステップアップした再スタートです。

説明後も、日々の生活での具体的な体験を通じて、「やりようはある」「長所でもある」という親子の実感をより確かなものにしていく必要があります。そのためには、親にも子どもにも支援者との1対1の相談の場があることが望まれます。

親との1対1の相談を担当するのは医師とは限りません。臨床心理士・公認心理師、教育相談カウンセラー、スクールカウンセラー、ソーシャルワーカーなどの専門家かもしれません。発達障害者支援センター、教育相談所、療育機関、保健所（保健福祉センター、福祉保健センター）、児童相談所など、地域によって場所はさまざまですが、相談相手となる専門家を探す試みをしてみましょう。親のネットワーク（会合やメーリングリスト）に参加することでも相談場所の情報が得られるかもしれません。

子どもにとっても、自閉スペクトラムについて話題に出せるような、大人との1対1の相談の場は大切です。

あなたが専門家なら、あなたとの継続相談が子どもにとって重要な心理学的医学教育の場となるでしょう。医師や心理職が子どもに直接会える機会は限られているかもしれませんが、家庭で親御さんが子どもを応援する人としてあなたの存在を話題にしてくれることで、子どもは「信頼する親の、信頼する大人」としてあなたの存在を身近に感じることができるかもしれません。

あなたが親で家庭の外に継続相談の場をもたない場合は、わが子の心理学的医学教育は親だけで担当することになります。これは親子のいずれにとっても荷が重いことです。子どもはある年齢になれば自閉スペクトラムの有無にかかわらず、親には聞かれたくない悩みをもつものです。また親やきょうだいにつ

いての相談は親にはしにくいことも多くあります。主治医や臨床心理士・公認心理師、言語聴覚士、作業療法士、スクールカウンセラーなどが、子どもとの継続相談を担当する可能性があります。ぜひ、子どもと1対1で会ってくれる専門家を探してみましょう。

特別支援教育を利用中なら大人との1対1の相談の機会が保障されているはずと思われがちですが、実際には必ずしもそうではありません。

日本の教育現場では、個別の対応は集団指導に戻すための一時的な措置と位置づけられていることが多いようです。自閉スペクトラムの子どもたちへの通級指導教室も集団指導しか用意がない自治体もあり、子どもが教師に自分の診断名を出して相談できる個別面談は定期的には用意されていないことが大半でしょう。1対1の相談は教師が授業準備などの時間をやり繰りして対応していることが多く、その体制では安定した継続的な相談を期待することはできません。

1対1の教育は、その子に合わせた課題を準備しやすいという特別支援教育上の利点に加えて、子どもが自分の悩みや困難を同年代児にさらさずに相談や練習を行えること、安心できる安定した関係をまず大人との間で構築していけることなど、多くの利点があります。生涯にわたって安心して集団（社会）に参加するためには、安心できるベースキャンプとしての個別対応の時間が子どもたちには必要だと考えます。しかし、現状では特別支援教育を活用している子どもであっても、学校の外に個別的な相談の場を確保しなくてはならないことが大半です。

（4）所属社会の状況

子ども自身が診断名を知ることで使えるようになるサービス（社会資源）があれば、診断説明を急ぐ条件となるでしょう。

「ここはアスペルガー症候群のための学校です」と子どもに対して診断名が明示されている特別支援学校（＊）に入学させたいと思えば、就学年齢までに子どもに診断名を伝えることの価値が大きいかもしれません。でも、日本には就学までに本人が診断名を知っておくことが望まれる学校は現状では存在しません。

＊
たとえば、英国の
Southlands School。

2016年施行の障害者差別解消法および2024年施行予定の改正法により、小学校から大学まで、公立でも私立でも、平等に教育が受けられるための対応を、

学校は本人・親との合意のもとで提供する義務があることが明確にされました。この対応を合理的配慮（*）といいます。コミュニケーション困難に対する情報の文字化やタブレット端末等のICT機器の使用など、インターネットで「合理的配慮　具体例　小学校（中学校、高等学校、大学など）」で検索すると、文部科学省や各自治体が示している多くの具体例を確認できます。

　合理的配慮は本人からの意思表明を前提としています。

　特別支援学級が存在する小中学校では「本人・親の意思表明」と各行政文書にも記載され、親が代理となることが想定されています。しかし、大学では本人の意思表明が必須です。

　合理的配慮は学校側の負担が過重でないことも条件になっており、実際の対応はまだまだ手探りの状況ですが、本人が自分の特徴や自分に必要な対応について知っておくことの社会的利益が法的にも明確に示されたことは、本書初版からこの増補版出版までに得られた大きな社会の変化です。

*
reasonable accommo-dationの訳。この訳語には議論もあるが、国の定めた定訳。

第**6**章
誰が子どもに伝えるか

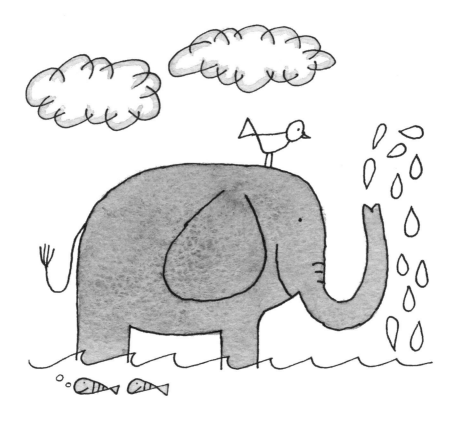

1. この先も子どもに1対1で会える大人が説明する

本人が自分の意思でひとりで受診する青年たちとは異なり、親に連れられて相談・診察が始まる子どもたちでは、誰が彼らに脳タイプ名や診断名を伝えるべきか親や専門家は迷います。

診断を確定するのは日本では医師のみに許可された業務ですが、「診断を確定する」ことと「診断名を説明する」ことは、別の作業です。

発達特性についても同じです。発達特性の評価は専門研修を受けた専門家のみが行うべきですが、自閉スペクトラムと評価することとそれを本人に説明することは、別の作業です。

子どもへの説明は、この先も継続してその子を支援していく立場の大人が担当するのがいいでしょう。親でも、主治医でも、その他の専門家でも、誰でもかまわないと思います。

次章「説明で期待される効果、あるいは説明の目的」で述べるように、脳タイプ名・診断名を教えてくれた大人は、子どもにとって特別な存在になります。その役目を誰に割り振れば将来の子どもの利益につながりやすいか、というのも説明担当者を決めるひとつの目安です。

2. 専門家が説明する場合

私は精神科医師ですが、説明を担当する職種を医師に限定する必要はないと思っています。

医療機関・教育機関・福祉機関（療育センター）のカウンセラーなど、安心できる相談関係を子どもとの間で築けている専門家がいれば、その人が主治医と情報を共有して説明するのもいいと思います。

医師以外の専門家では、医学的な質問を子どもからされたら答えられないから心配だ、という意見を耳にすることがあります。でも心配はいりません。医学的な質問が子どもから出た場合には、「それは○○先生（主治医）に聞いてみよう」と伝えればいいのです。医学的質問が子どもから出た機会を使って、主治医も支援チームの一員であることを子どもに知らせたり、カウンセラーは

一緒に情報を探してくれる味方であることを子どもに実感させていけばいいのです。

　ただし、複数の専門家が子どもにかかわる場合には、専門家同士が診断を共有し自閉スペクトラム観や支援方針が一致していることが重要です。そうでなければ、説明を受ける子どもが混乱してしまいます。

　担任教師は子どもと1対1の相談を定期的にもつことが現実的でないうえに、1〜2年間で担任でなくなることが多いので、一般的には説明を担当する役目に適していません。しかし、学校の体制などによっては、担任教師が説明の適任者の場合もあるかもしれません。

3. 親が説明する場合

　親御さんが説明するのもいいでしょう。

　親が子どもに会うのに予約は要りませんから、子どものコンディションをみきわめて、説明に適した時期を逃さずに説明できます。子どもは説明に緊張せずに臨めますし、質問したくなったらいつでも親は子どもの近くにいてくれます。親は、これからも子どもの支援者でい続けてくれる人です。

　ただし、説明の時期の判断や説明の内容もすべて親だけで考えなくてはならないという状況は望ましくありません。そういう状況では、親御さんの負担が大きく不安感からなかなか説明に踏み切れない可能性があります。逆に、子どもが幼くてまだ理解が難しい時期に診断説明がなされてしまうかもしれません。

　親と専門家が日々の支援や説明の時期を相談し、説明文を一緒に作成して、当日の説明は自宅で親が担当するのは、ひとつの有効なスタイルでしょう。説明文を主治医からの手紙だと子どもに伝えることで、主治医をチームの一員として子どもに認識してもらうこともできます。

　誰が説明にもっとも適しているかは、一律に決められることではありません。そして、結局のところ、誰が説明するかよりも、いつ説明するか、何を説明するかのほうが、心理学的医学教育としては重要です。

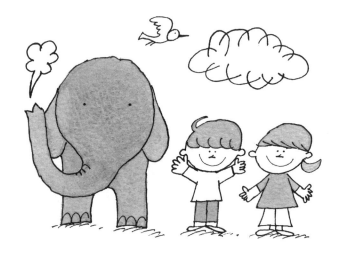

第 **7** 章
説明で期待される効果、あるいは説明の目的

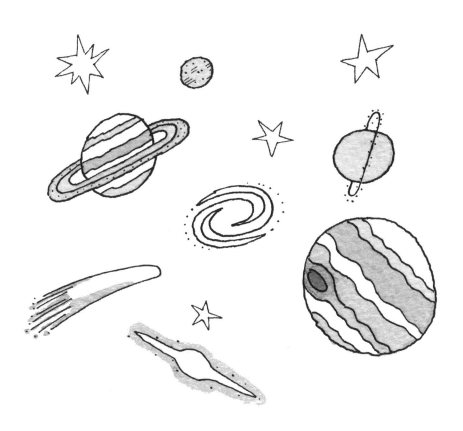

1. 安堵し、罪悪感から解放される

　自閉スペクトラム・自閉スペクトラム症というグループ名を知ることは、「自分だけではなかった」「自分のせいではなかった」と知ることを意味します。

　自分と周囲との違いに悩み、孤立感を抱いていた自閉スペクトラムの子ども・青年にとって、まだ会ったことはないけれど、この世界のどこかに自分と同じような感じ方・考え方をする仲間がいるのだと知ることは、大きな安堵をもたらします。そして、周囲との違いや数々の失敗は自分の「努力不足」や「異常さ」のせいではないかとおびえていた子ども・青年は、そうした罪悪感や恐怖から解放されます。

　こうした安堵や、罪悪感からの解放は、説明の大きな効果です。

　この安堵や、罪悪感からの解放は、支援による成功体験が乏しく、納得のいく成果が出せず自信がもてずに悩む青年たちで顕著に経験されます。それだけ、自閉スペクトラム・自閉スペクトラム症と知るまでの苦しみが大きかったということだと思います。また彼らは、診断名さえ手に入れれば、すべての不安や罪悪感から解放されると誤解している場合もあります。この点については第8章「説明の副作用」でも触れています。

　子どもの場合でも、自閉スペクトラム・自閉スペクトラム症と説明されて安心して泣き出すとか、気が抜けたようにホッとするといった顕著な情緒反応がみられた場合には、ひとりで思い悩んでいた時期が長かったのではないか、耐えるという対策以外の具体的支援が少なかったのではないかと、その事例の経過を振り返るようにしています。

2. なぜ技術を学ぶ必要があるのかを、正しく理解できる

　自閉スペクトラム・自閉スペクトラム症について説明できれば、特別な工夫をしたり特別支援教育を利用したりするのは、「誤った存在」だから行動を正されるのではなく、少数派だから技術を学ぶのだと、本人に伝えることができます。必要な工夫や手助けを活用することは恥ずかしいことではないことも本人に実感させやすくなり、必要な選択を本人が胸を張って行えるようにバックアップしやすくなります。

3. 「自己否定的な技術向上」の回避に役立つ

せっかく適応技術をもっていても、技術を使えば使うほど、自分が「普通でない」と感じて自己否定感を強めてしまう子どもたち・青年たちがいます。こうした状況を私は「自己否定的な技術向上」と呼んでいます。

医療の仕事を人一倍の誠実さでまっとうしながら、「私の胸の奥にはみんなとは違うものがある。本当は誰のこともかわいそうだと感じられない心が入っている。その塊があるうちは、だめなんです。私は自分を許すことはできないのです」と自分の胸に拳を当てながら話してくれた成人の方もいました。

どう振る舞えばいいのかという技術をたくさん学び、それを実行して表面的には何の問題も起こしていないのに、「みんなが好むことを好まない自分」「みんなと同じように考えない自分」をニセモノと感じて、自閉スペクトラムであり続ける自分を受け入れられずに苦しんでいる子どもたちや大人たち。彼らの存在が、私たちに心理学的医学教育の必要性を教えてくれます。

「自己否定的な技術向上」なのか自己肯定的な適応の改善なのかは、不適応行動の有無や課題の達成の度合いだけでは判別は困難です。

でも、本人の気持ちに注目して観察すると、両者の違いは明確です。「自己否定的な技術向上」では、行動の安定の度合いにそぐわない、いら立ちや不安の強さ・自己否定的な発言・過剰な自慢や賞賛の要求などが、さまざまな場面で示されていることが確認されるでしょう。

自閉スペクトラムであることは、その人の人となりの一部です。周囲との違いを「あってはいけないもの」ととらえ、自閉スペクトラムを退治しなくてはならない異物として向き合ってしまうことから、私たちは子どもたち・青年たちを救い出さなくてはなりません。

大人からの適切な説明によって、何のために努力するのかを本人が正しく知ることは「自己否定的な技術向上」を回避するための主要な介入のひとつであり、説明の重要な目的のひとつです。

4. 自分を理解するためのキーワードに気づきやすくなる

　自閉スペクトラムの子どもでは、大音響のイベントではいつもつらくなって怒り出してしまうのに、自分の聴覚過敏に気づいていなくて、同じようなイベントに嬉々として参加し、失敗を繰り返してしまうことがよくあります。

　あるいは、長々しい口頭説明では混乱してしまうけれど、プリントや板書を増やしてもらったら勉強で困らなくなった、という子どもがいたとします。この子が「ぼくは聞くだけよりも、書いてあるほうがわかりやすい」と気づいているかというと、それはまた別のことです。

　具体的な経験から本質を抽出するためには、社会的想像力が必要です。社会的想像力の特徴は自閉スペクトラムの基本症状（「三つ組」）のひとつです。発達特性に起因するできごとをたくさん体験しているのに自分の特性に気づけずにいることは、彼らの社会的想像力の特徴からいって当然のことかもしれません。

　「視覚情報があればわかる」という成功体験を積ませたときに「ケントくんは書いてもらうとよくわかるものね」「サキコちゃんは見て覚えるのが本当に得意だね」というふうに、本人の認知スタイルや成功の秘訣を親や専門家がキーワード（手がかりとなる言葉）にして確認していくことは、本質に気づきにくいという社会的想像力の苦手を補うことになります。

　キーワード提供は自閉スペクトラム・自閉スペクトラム症と伝えていなくても可能な支援ですが、説明を受けていない子どもでは、あっさりと「そんなことないよ」と否定されてしまうことがあります。自分には当てはまらないと一旦結論づけた子どもに再度の気づきをうながすことは困難です。

　一方、自閉スペクトラム・自閉スペクトラム症と知っている子どもの場合は、気づいていなかった自分の特徴を一般論から振り返らせることが可能になります。たとえば「自閉スペクトラムの脳タイプだと予定がわかってないとすごく心配っていう人が多いんだけど、○○さんはどう？」と切り出してから、「旅行のとき空港で怒っちゃったのは、飛行機が飛ばなくなって予定がわからなくなったから、すごく苦しかったんじゃないかなって、先生、思うけど」ともちかけることができる、といったことです。

　キーワード提供という支援を説明の前後で継続して行っていると、自閉スペ

クトラム・自閉スペクトラム症と知ることで、彼らはキーワードを格段に受け取りやすくなることを実感します。

社会的想像力の苦手をもつ子どもたち・青年たちにとって、自分の不快感や不全感を整理する知的な切り口をもつことは彼らに大きな利益をもたらします。

5. 自己の存在にかかわる秘密がなくなる

自閉スペクトラム・自閉スペクトラム症という言葉には気づいていなくても、大人が何かを伏せているようだと気づいている子どもは多いものです。大人が隠さなくてはいけないような何かが自分にはあるという認識は、自分には何か悪いものがあるという否定的自己像につながりやすいものです。説明によって自己の存在にかかわる秘密がなくなることで、こうした危険を回避できます。

また、隠すべき秘密が解消されることは、診断名を子どもに気づかれてしまわないかという心配から大人が解放されることも意味します。この心理的負担の軽減は、毎日の生活をともにする親御さんにとっては大きいものです。

6. 本人と親・専門家の、より強固なチームが形成される

診断名を伝えられることの衝撃の度合いは本人の状況によって大きく異なりますが、どの親子にとっても重大なできごとであることは確かです。
その作業にかかわった大人は、子どもにとって特別な存在になります。
自分の不思議を解き明かしてくれた人、他にも仲間がいることを教えてくれた人、困っていることについて知識やヒントをくれる人……。
自閉スペクトラム・自閉スペクトラム症という重要情報を手渡した専門家は、子どもにこのように認識してもらいやすくなります。
説明という共同作業を通じて、子どもと親・専門家はより強固なチームを組むことができるのです。

7. 相談する決心と技術をはぐくむ

　幼児期や学童期の子どもたちだけを支援していると、今のうちにすべての技術を教え込めば、あるいは何でも自分でする決心をもたせれば、将来の困難が回避できると思いがちです。

　でも実際には、20歳にならなければ練習できないことがあり、30歳にならなければ学べないことがあり、60歳にならなければ直面しない困難があります。たとえば、自分はだまされやすいと自覚して、契約書にサインする前には信頼できる人にチェックしてもらうという技術は、幼児期・学童期に模擬練習させることは困難です。

　また、職場でトラブルを繰り返す自閉スペクトラムの大人の中には、人に教えられてしまったらそれはもう失敗で、達成してもいら立ちしか感じられないという人たちや、注意されると自分の全存在が否定されたように感じて、周囲からの指摘や修正を受け入れられない人たちがいます。

　すべての技術を子ども時代に教え込むことはできませんが、子ども時代から「相談する」という行為の価値の高さを教え、その技術をはぐくんでおけば、成人期のどんな新しい課題にも対処することができます。相談する技術は青年期・成人期になってからでももちろん磨いていけます。

　有効な相談は「自分の困難や課題に気づいて」「それを言葉で整理して」「相談すべき相手に相談すべき状況で伝え」「相手の助言を受け入れて考えや行動を変更する」技術がもてて初めて可能となります。これらの技術はすべて自閉スペクトラムの苦手な領域に関連しています。

　キーワードや診断名という情報を本人に手渡すことは、相談すべきことがらを本人に伝えていく作業でもあります。相談し支援を求めることは、恥ずべき行為ではないということも教えやすくなります。

　また、説明によって、専門家の役割や専門性（脳のタイプの専門家、子どもの心配や困難を減らすための専門家）を子どもははっきりと認識することができます。相談にのるためにそばにいてくれる大人の存在自体が、相談する勇気を子どもに与えます。

　本人を相談者としてはぐくんでいくうえでも、特性・診断説明は役立ちます。

8. 診断名との混乱の少ない出会いを設定できる

　大人が子どもに診断説明をしなくても、知的困難をともなわない子どもたちはいつか自分の診断名に出会う日がきます。診断説明をしたあとに、子どもから「本当は前から知っていた」といわれた専門家や親御さんもいることでしょう。よこはま発達クリニックの2004年度実態調査でも、診断名を知っている子ども40人のうち13人（およそ3分の1）は大人のあずかり知らない状況で自分の診断名と出会っていたと判明したのは先に述べたとおりです（第5章57ページ参照）。知的困難をともなわない自閉スペクラム症についての情報をテレビなどで見聞きする機会は2004年度の調査当時よりも格段に増えました。診断名に自分で気づく子どもの割合はもっと増えている可能性もあります。

　子どもが自分で診断名に気づくことが、すべて混乱につながるわけではありません。ただし出会いの状況によっては不安や自己否定につながる危険性があります。説明内容と時期と担当者を大人が吟味して診断説明を設定するほうが、偶然の出会いに委ねるよりも安全であることはいうまでもないことでしょう。

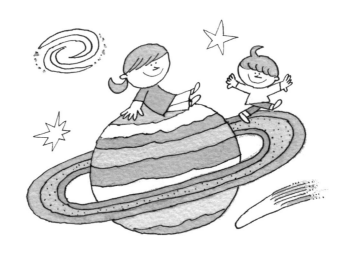

第 **8** 章

説明の副作用

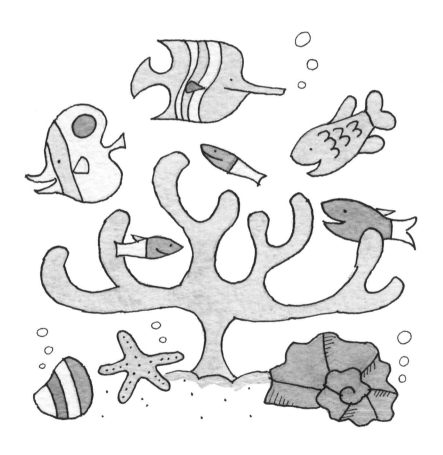

1. 説明後の抑うつや退行

　子どもによっては、診断名を知ったあとに気持ちが沈み込んだり（抑うつ）、感覚刺激への没頭が目立ったり、親への甘えが強まったりする（退行）ことがあります。こうした反応を以前は「自分に関する重要な事柄を受け止めるために必要なステップ」（吉田、2002）だと考えていました。しかし、自分と周りとの違いに気づき始めた時期からあまり間をあけずに説明するようになってからは、こうした反応に出合うことは非常にまれです。これらの反応は、長くひとりで思い悩んできた場合や、過剰適応を起こしていた場合に生じるのではないかと推測しています。

2. 「自己否定的な技術向上」と必要な工夫や手助けを受け入れることの拒否

「自己否定的な技術向上」の回避は、説明の重要な目的のひとつですが、皮肉なことに説明の副作用として「自己否定的な技術向上」が引き起こされることもあります（第5章「いつ、伝えるか」参照）。

　必要な支援を受け入れることの拒否は、「普通の人」になるための努力という意味で「自己否定的な技術向上」と類似のものです。

　必要な工夫や手助けを拒否してしまうと、安定して生きていくための技術が手に入りにくくなり、周囲との摩擦を生じないためには自分の本心を否定してひたすら耐える以外に手段がなくなってしまいます。その結果、行動上は安定が維持されていても、自分を受け入れられずに精神的には安定が維持されない危険性が生じます。

3. 将来への不安

　現状での自閉スペクトラム・自閉スペクトラム症への支援の乏しさや偏見を知り、自分の将来への不安を訴える子ども・青年もいます。この不安は正当な不安です。支援者はこれを否定するのではなく、不安を本人と共有する必要があります。

　ただし、社会人になるのがまだずっと先の子どもが将来への不安を強く訴えているとしたら、現在の適応状況が不安定で達成感が乏しく、現在の不安が強いことの反映かもしれません。もし将来の不安を強く訴える子どもがいたならば、支援者は現在の子どもの状況や現在の支援に見直すべき点がないかを再検討する必要があるでしょう。

　大学生では就職活動で内定が得られないことから相談につながり、自閉スペクトラム・自閉スペクトラム症と知ることが稀ではありません。彼らは診断名を知ることで不安を生じることも、自分の努力不足ではなかったとわかり安堵することもあります。

　ただ、安堵した場合でも、大学卒業後の将来像について安心できる具体的なイメージがもてないと、またそのための具体的な道筋や支援が見出せないと、改めて大きな不安を生じるのは当然のことです。社会に出ることが間近に迫った青年たちの将来への不安に対しては、共感だけでなく、不安軽減のための具体的な手助けを一緒に探す支援が必要です。

　自閉スペクトラム・自閉スペクトラム症という情報が、すでにつまずきを生じていた彼らの人生設計に新たな工夫や新たな選択を見出す糸口となるよう支援していければと願います。自閉スペクトラム・自閉スペクトラム症の若者たちが利用できる就労準備や生活支援の公的制度は近年整備が進みつつある領域です。自閉スペクトラム・自閉スペクトラム症の大学生の支援は面談室や大学内では完結しないという認識が、大学生を支援する専門家には求められています。

4. 満足・安堵による相談の終了

　診断名を知ることが安堵や大きな満足をもたらすことは第7章で述べたとおりです。本人の安堵や満足が大きいと、本人も専門家も、診断が確定したことでひと区切りがついたと誤解しがちです。特に本人の受診理由が「診断を知りたい」であった場合、専門家のほうからひと区切りを宣言してしまうこともあります。

　診断名を知ったからといってその日から技術が向上するわけではありません。そもそも、日々の生活に不全感や困りごとがない人は診断名を知りたいと希

望しません。「診断を知りたい」という希望の奥には何らかの困りごとがある
はずです。

　支援を受けた経験の乏しい人ほど、誰かに相談することや手助けを受けること
との有用性を知りません。自分にどんな手助けが必要なのかにも気づいていな
いかもしれません。相談するという技術は、自閉スペクトラムの人にとっては
本質的に不得手な能力領域に関連していますから、相談経験の乏しい人は相談
する技術も磨かれていないでしょう。つまり、支援を受けた経験の乏しい人ほ
ど、支援から遠くなってしまう危険性があるのです。

　診断名を手に入れたことで専門家との相談が終了してしまうことは、診断説
明の重大な副作用です。診断説明が継続的な相談につながらなければ、安堵や
満足のあとには不安や混乱が再燃する危険性がきわめて高いからです。

　思春期や成人期の本人がひとりで受診した場合、医師には本人が通院してく
れるのを待つ以外に治療関係を維持する手段がありません。こうした事例では、
親子関係が悪化していて本人が親の来院を望まなかったり、医師が親に連絡を
取ることを許してくれなかったりする場合がよくあります。あるいは、医師が
連絡を取ろうにもキーパーソンになれる人が存在しないということも多くあり
ます。本人が望まなければ、発達障害者支援センターや発達障害者就労支援セ
ンター・就労移行支援事業所などの福祉機関につなげることもできません。

　「診断名を知ったことでの相談の終了」という問題をどのように回避していく
かは、思春期〜成人期初診例の支援における今後の重要課題です。

5. 努力の放棄は説明の副作用か

　自閉スペクトラム・自閉スペクトラム症と本人が知ることは、努力の放棄に
つながるのではないかという心配をよく耳にします。しかし、自閉スペクトラ
ム・自閉スペクトラム症と知ったことで努力を放棄するようになった子ども・
青年を、私は経験したことがありません。目標とすべきでない目標に向けた、
する必要のない努力をやめた子どもや青年たちはいますが。

診断名を理由に挙げて必要な努力を放棄する子ども・青年がいるとすれば、それは診断名を知る以前からあった不全感とその結果としてのあきらめが、表現を変えただけではないでしょうか。つまり「どうせオレ（アタシ）なんか」と思っていた子どもや青年が、「どうせ自閉スペクトラム症だから」と言い換えただけかもしれません。

この仮説が正しければ、「努力の放棄」は説明の副作用ではなく、支援による成功体験の不足の表れです。

6. 診断名の不利な使用

自分の直面するトラブルに自閉スペクトラム症が関与していると知った青年の中には、トラブルの相手に診断名を伝えることで「謝罪の気持ちを伝えたい」「わざとではないとわかってほしい」「迷惑をかけるばかりだから免除してほしい」と考え、実行する人たちがいます。このような診断名の使用は本人の利益にも相手の利益にもつながらない危険性があります。

診断を受けたいと来院する青年たちの場合、具体的な工夫で生活は変えていけるという実感をはぐくむこともできないままに、本人に診断名を伝えなくてはならないことが多くあります。診断を自分の生活に生かすことを知らない彼らにとって、思いつく診断名の活用方法は、水戸黄門の御印籠のように、診断名をトラブルの相手に提示することしかないのかもしれません。

トラブルが起きたそのタイミングで、いら立つ相手に診断名を伝える行為は、相手の悪感情を強める危険性があります。何かを免除してもらえることになったとしても、理解にもとづく調整ではなく無理解な排除の可能性もあります。

診断名だけ伝えることで解決をはかろうとする自閉スペクトラム症の青年たちは、周囲からは「診断を言い訳にしている」「努力を放棄した」とみえるかもしれません。しかし実際は努力していないのではなく、今できる努力をそれ以外に知らないだけです。

このような診断名の使用は本人に不利益をもたらす危険性が高い、不利な使用です。ただしこれも診断説明の副作用というよりも、診断名の活用のしかたを学ぶ機会が失われていたこと、つまり支援不足の結果といえるでしょう。

第**9**章

説明のあとの支援

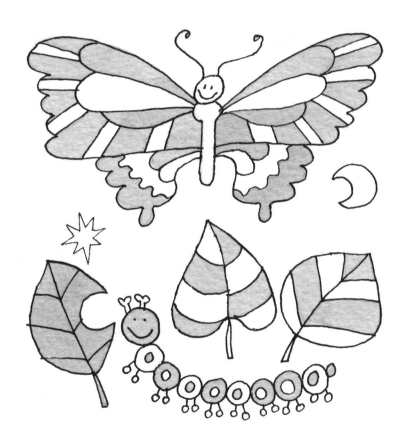

診断名を説明することに関して、説明のその作業にばかり、あるいは特性や診断を説明するその日にばかり、焦点が当たりすぎているように思います。説明は一連の心理学的医学教育のひとつのステップにすぎません。説明の前後の支援が適切になされなくては、特性・診断説明は利益より大きな副作用をもたらす危険性があります。

　第5章では説明の時期の判断という切り口で、説明に向けた準備の重要性を解説しました。

　本章では説明のあとの支援の重要性を述べたいと思います。本書をここまで読み進めた読者の中には、自分がすでに行ってしまった説明の不備にあわてたり、子どもが混乱の中で自分の診断名に出会ってしまったことを残念に、あるいは不安に感じたりしている方もいるかもしれません。でも大丈夫です。本書で述べてきたのは、より危険性の少ない時期や内容の解説です。どのような形で本人が診断名と出会っていても、そのあとの支援によっていくらでも挽回できると私は信じています。単独受診で治療関係の開始と診断説明が同時期となる青年たちの場合も同じです。診断名を知ったあとからでも、本章に述べるような支援の継続によって、診断名はその人の人生に利益をもたらす情報となるでしょう。

1. 具体的対応（環境調整や本人の工夫）の継続

　あなたの手助けで具体的な工夫や環境調整（周囲の対応の変更）が手に入り生活の安定が得られることは、「やりようはある」「長所でもある」という実感につながることを第5章で述べました。説明のあとでもこの支援を継続することが心理学的医学教育の基本です。診断説明から始まる青年期臨床でも、混乱の時期に診断名を知ってしまった子どもでも、決して悲観する必要がない理由はここにあります。

　相談によって困難が乗り越えられたという実感をもてている子どもは、つらい状況が再びもたらされたとしても「きっとやりようはある」「そのための味方はいる」と信じて、親や専門家に困難への対処を相談してくれるでしょう。

　適切な時期に適切な形で自閉スペクトラム・自閉スペクトラム症という言葉と出会った子ども・青年でも、説明のあとの支援がなく混乱の中にひとり放置

される状況が続けば、いったんは前向きに受け止められた自閉スペクトラム・自閉スペクトラム症でも、あらためて憎む気持ちになってしまうかもしれません。

　穏やかに達成感をもって生活していくことは、自閉スペクトラム・自閉スペクトラム症を自分の一部として受け止め続けていくうえで欠かすことのできないものです。

2. キーワードの提供を重ねる、深める

　説明によって、子どもや青年は自分の謎を解き明かす仲間を手に入れます。また「自閉スペクトラムでは△△なことがよくあるけれど、○○さんはどうかな」と本人に知的な切り口から自分を振り返らせることも可能になります。この結果、キーワードの提供は説明前よりもずっと行いやすくなります。また、子どもによっては、より本質的で、より複雑なキーワードを手渡すことも可能になります。

　キーワード提供は、日々の生活で親御さんが、いつもの診察（カウンセリング）で専門家が、継続することが基本です。加えて、ときには特別な機会を設定してキーワードの整理や共有にも取り組んでみましょう。

（1）知能検査の結果説明を使って

　たとえば知能検査の結果説明は、本人とキーワードを整理するチャンスです。青年だけでなく、子どももある年齢になれば、自分が受けた知能検査の結果に関心をもちます。成績の良しあしや知能指数の数値だけに興味がある子ども・青年もいますが、知能検査の結果には自分のどんな特徴が描き出されているのか、そこからどんな人生の秘策が導き出されるのか、そのことに興味を寄せてくれている場合もあります。

　ここで小学6年生の知的困難をともなわない自閉スペクトラム症の少年に登場してもらいましょう。

　彼は、小学校低学年の初診時点ですでに自分がうまくやれていないと感じており、自分自身にも周囲にも強いいら立ちを示していました。それから約2年間、親への助言を中心とするカウンセリングを毎月実施しました。周囲が本人

に求める内容と用意する手助けが適正になっていくこと（環境調整）で、彼の状況は著しく安定し、本来の素直さと努力家の姿が発揮されるようになりました。大人と自分との仲立ちをしてきた主治医に対しても信頼を向けてくれるようになりました。そして小学5年生のときに、彼は主治医から診断説明を受けました。

　診断説明から半年後に、初診時以来3年ぶりの知能検査（WISC-Ⅲ®）(*1)が実施されることになりました。検査の前から、彼は結果の説明を楽しみにしていました。結果に表れている特徴を書き出して解説する主治医の言葉を、彼は熱心に聞いてくれました。

「絵画配列」(*2) の回答では、ストーリーではなく背景の物理的変化（たとえば、背景に描かれた雨脚の本数の変化）を手がかりにしたという彼の解説や、「積み木模様」(*3) や「絵画完成」(*4) の高得点などから、「全体像に惑わされずに、一部分に注目して考えることが得意」という長所や、その裏返しとしての「全体の意味やストーリーを直感的につかむのが苦手」という弱点を解説したあと、大好きなブロック玩具は自分の特徴にとてもよく合った趣味だと思うよと伝えました。父親はそのとおりだねというように彼をツンツンと突き、2人は笑顔でうなずきあっていました。

「符号」(*5) は正答数が少なかったために低い得点にとどまっていましたが、誤った記入や書き方の乱雑さによる減点はありませんでした。この結果について、「見比べることの苦手や書くことの苦手を、じっくり丁寧にすることで補っているすばらしい結果だよ。工夫と努力の成果だね」と説明されると、彼は真剣な表情でうなずいていました。苦手を含めた自分の特徴を前向きに受け止めることができたのは、当日の説明技術の成果というよりも、自閉スペクトラム症対応による成功体験の積み重ねによる成果でしょう。

　知能検査の結果から新しい情報に気づくのは、子どもたちにとってはまだ難しい課題です。知能検査の結果を説明するのは、これまで伝えてきたキーワードを検査結果からも確認することであり、そうした科学的な（心理学的・医学的な）活動に支援者と一緒に取り組んでいるのだと子どもに実感してもらうためです。

(2) 治療経過を振り返る機会を使って

　トラブルや心配ごとに直面しているときには、カウンセリング（診察）は問題解決のために使われます。問題が解決し平穏な毎日が送れているときには、

*1
ウェクスラー式知能検査児童用第3版。子どもの知能検査として広く用いられている。日本語版は日本文化科学社2005年出版。現在は絶版で，同出版社から2010年にWISC-Ⅳ®が出版されている。

*2
ストーリーが通るように小さな紙芝居を並べ替える課題。

*3
積み木を使って見本と同じ模様を作る課題。

*4
絵の欠けている部分を見つけ出す課題。

*5
指定通り見本図形を書き込んでいく課題。

治療経過を振り返ることで子どもの自己理解にアプローチすることができます。この振り返りの際にも、子どもが自分の診断名を知っていてくれると気づきを促しやすくなります。

　ここで、もうひとりの青年に登場してもらいましょう。
　彼は、中学校時代には家族を巻き込んだこだわり行動のために何度かの入院治療を受け、自分の診断名は入院中に主治医から聞いて知っていました。
　高校1年生の春に転院し私が主治医になった時点でもこだわり行動や混乱は続いていましたが、自分の人生を自分の手の中に取り戻したい、自分について知りたい、という強い意志を彼はもっていました。そして、親御さんと本人へのカウンセリング（具体的な助言や解説）を行い、1年半ののちにはかなり安定した状態が維持できるようになっていました。
　こうした具体的支援の歴史を踏まえて、あらためて自閉スペクトラム症についての情報を整理すべき時期がきていると、私たちは感じていました。私が行った自閉スペクトラム症の解説は、本書の巻末「本人向け勉強会資料」の内容に準じたものでしたが、小集団での心理学的医学教育は彼には負担が大きいと判断して、グループには導入せずに個別に診察で行いました。数回に分けて基本的な情報提供を授業として行い、この1年半で取り組んできた工夫の歴史を本人と親御さん（母親）と主治医で一緒に振り返りました。
　カウンセリング（診察）に先立って、主治医が「振り返り表」を作成しておきました。この表には「強みとして」「（強みとセットの）苦手として」というタイトルのもとに、これまで本人と確認してきた特徴を書き出しておきました。たとえば、以下のようなキーワードです。

「強みとして」
・あることがらに没頭すると、高い集中力や持続力を発揮する
・秩序を愛する
・繰り返しに飽きない（同じ本を繰り返し読む、同じ生活パタンを送る、など）
・向上心が強い

その結果としてもたらされるもの
・勉強・仕事・趣味などの成果につながる
・規則正しい生活

・責任感のある仕事ぶり

・決まりを守る市民・社員・学生

「（強みとセットの）苦手として」
①考え・行動・感情を切り替えるのが不得手で、引きずりがち
②予想外のことで混乱しやすい（見通しがもてないと不安）

　これらのキーワードについて、実生活でのエピソードを本人や母親にも挙げてもらいながら確認しました。さらに苦手①②のそれぞれに対して、今まで実践してきたことやこれからやってみようと思うことを書き出してみようと、本人にもちかけ、空欄にしておいた「苦手への対策」を一緒に埋めていきました。彼からは、以下のような実践例が挙げられました。

①への対策として—
・親と言い合いになりそうだったら、自分の部屋に行ってひとりになる

・音楽を聴く

・とことん考えようとするよりも、いったん区切ったほうがいいと自覚する（お茶を入れて飲んだりして、気分転換する）

②への対策として—
・予定は見てわかるように書いておく。目で見て予定を確認する習慣にしたら、予定の変更も書き直せば受け止めやすくなった

・急な変更が苦手なタイプだと自覚するようにした

　自分の報告が主治医に肯定され書き留められていく様子を、彼は誇らしげに見つめていました。これらの対策は、これまでのカウンセリングで主治医から助言し母親と工夫して実行し、日々の診察の中で解説してきたものですが、彼の中にもキーワードとともにきちんと整理されて定着していることがわかりました。

　これは、母親や主治医にとっても、そして何より本人にとって、うれしく誇らしいことでした。時折、確認しあうように母親と合わせる彼の視線には穏やかな自信が感じられました。

　ここに挙げたようなカウンセリングは、理屈のうえでは本人に診断名を説明していなくても実践可能です。しかし実際に取り組んでみると、自閉スペクトラムの認知特性という知的な切り口から振り返らせることができるのとそうでないのとでは、手ごたえに大きな違いがあることを読者は実感するでしょう。説明によってキーワードの受け渡しがより確実になることは、カウンセリングの治療効果を大きく向上させます。

3. 本人が主体的に情報を活用できるように支援する

　説明を受けた子どもたち・青年たちは、やがて主体的に知識（情報）を活用しようとし始めます。これを支援することも説明のあとの重要課題です。

（1）自分で技術を開発したり、教えられたりした場面以外でも
　　実践してみようとすることを支援する

　支援者は本人に具体的な対処方法を助言し（あるいは提供し）、成功体験を積ませながら、本人にも自分で方法を考えたり試してみたりすることを促していきます（*1）。

主治医「運動会の応援合戦は、イヤーマフ（*2）をしたら、うるさくなくて楽だったって言ってたよね。花火大会も音が大きそうだけど、どうしようか？」
子ども「…耳栓、持っていこうかな」
主治医「あー、それいいね。うるさいと楽しくないもんね。自閉スペクトラムの子の中には、耳の穴が敏感で耳栓が苦手な子もいるけど、耳栓、使ったことある？」
子ども「ない」
母親「ショッピングセンターで売ってたから、買って帰ろうか？」
子ども「うん。試してみる」
主治医「いい考えだね。花火大会の日に初めて耳栓をするより、今週のうちに試しておいて、耳栓が苦手だったらイヤーマフをもって行けばいいよね」
子ども「うん。耳栓がダメだったら、イヤーマフがあるから大丈夫」
…といった支援です。
　子どもが何かプランを出したら、プランを出したこと自体を大いに評価し「ま

*1
プランを問いかけても回答が出せずに自己評価を下げてしまいそうな状況なら，本人にアイデアを問いかけるべきではない。どんな支援も評価にもとづいて行われる必要がある。

*2
工事現場などで使用される，防音用の耳あて。聴覚過敏のある子どもたちにも，広く用いられている。増補版出版時点ではノイズキャンセリングイヤホンが一般的に流通するようになったので，使用可能な状況であれば聴覚過敏対策としてはノイズキャンセリングイヤホンを用いることが多くなっている。

たアイデアを出してみたい」と感じられるように支援します。子どものプランを取り入れるといっても、自分の出したアイデアで手痛い目にあってしまうのでは技術開発の意欲がそがれてしまいますから、その点のフォローも必要です。

　たとえば、先の架空の診察でいえば、使ったことのない耳栓だけで当日が乗り切れると思っている子どもから、事前確認のプランを引き出すようなアプローチです。

　具体的な方法を一緒に探す作業は、本人と親や専門家をより強固なチームにしてくれます。自分で情報を活用することに成功すれば、子ども・青年は自分自身への「支援者」としての自信と誇りを手に入れることができます。

(2) 自分で適切に情報を集められるように支援する

　自分の診断名を知った子どもたちは、自分でも情報を集めるようになります。青年たちはなおのことです。担当の専門家に質問するだけでなく、本を読んだりインターネットで情報を集めたりする子どもも多いです。自分で情報を集めることは自分自身への支援者としての誇りにつながる行為です。また、知的困難をともなわない子どもにとって自分に必要な情報を集める技術は、将来の重要な生活技術でもあります。

　説明後、折に触れて「世の中には、自閉スペクトラム症に関して誤った情報や悪意に満ちた情報がたくさんある。新しい情報をみつけたら、医学的に正しい情報か、あなたには当てはまる情報か、お母さん・お父さんや先生に聞いて」と伝えます。特に受信と同時に発信も行うことの多いインターネットは、トラブルに巻き込まれやすく注意が必要だということを、子どもたちの勉強会などでも被害例を示して教えています。

(3) 当事者として安全に情報を発信することを支援する

　診断名を知った子どもたちは、自閉スペクトラムの当事者としても発信し始めます。自分の経験（存在）が誰かの役に立つと感じ、そのことに誇らしさや満足を感じるのはとても正当なことです。

　子どもが、自分で工夫したり気づいたりしたことを診察で報告してくれることがあります。そんなときには、「いい工夫だから他の子どもにも話してあげていい？」と聞くことがよくあります。すると、彼らは誇らしげに「どうぞ」と言ってくれます。

　私が子どもたちにこうした依頼をするのは、その話を他の子どもに話してあげたいことも事実ですが、主治医という支援者を通じて経験を伝えることは、もっとも危険の少ない情報発信でもあるからです。

　情報を発信することの達成感の大きさは、危険の大きさでもあります。彼らの発信は、自己の全存在をかけた「決死の覚悟」の発信であることが少なくありません。自分の発した情報に疑問を向けられたり否定されたりすることは、自己の存在の危機をもたらしかねません。

　その事情はインターネット上の相手にとっても同じです。自分の感じ方や行動に合わない発信をあなたの子どもにされたとしたら、相手は傷つき、自分がニセモノ・嘘つきだと存在を否定されたように相手も感じるかもしれません。そして全存在をかけて、まちがっているのはあなたの子どものほうだと主張するかもしれません。これに応戦してしまうと泥沼です。発信するという行為は、多かれ少なかれ、こうしたやり取りに巻き込まれる危険をともないます。

　彼らは、年齢的にも、自閉スペクトラム特性からも、まだ起きていないトラブルを行動の前に推測することが苦手です。発信することの危険性については子どもたちに十分に具体的に伝えておかなくてはなりません。

　また、インターネット上の発信に過度に没頭し、そこで傾聴されることが唯一の喜びや達成感になっているような状況は、現実の生活で安心感や達成感が得られていないことのサインかもしれません。もしそのような状況にある場合は、毎日の生活での不安や不全感を把握して、支援を見直すことが急務です。子どもたちの多くは、あるいは大学生であっても、自分の抱えている不安を言語化することは苦手で、ときには自覚すらしていないので、本人を問い詰めても原因はわからないことがほとんどです。親や専門家が本人と環境を評価して、当たりをつけていく必要があります。

　いずれにしろ、本人たちを情報から遠ざけておくだけでは情報の危険から守ることはできません。SNS上のマナーや危険性について多くの団体から子ども向けの説明が出ています。彼らの自閉スペクトラム特性も考慮に入れて、有益で危険の少ない情報との付き合い方を支援していく必要性があります。

4. 他の自閉スペクトラムの人たちとの類似と相違を実感させる

　他の自閉スペクトラムの子どもたち・青年たちと出会うことができれば、診断名はより確実に本人の自己理解に役立ちます。

（1）類似の実感、ピア・カウンセリング的効果

　説明を受けたことで感じた「ひとりではなかった」という実感は、他の子どもたち・青年たちに、直接、出会うことでより確かなものになります。本人同士の出会いの場を設定すると、「最初から安心できた」「説明しなくてもわかってもらえた」という感想を聞くことがよくあります。ピア・カウンセリング（同じ経験をもつ者同士のカウンセリング）的な効果（安心・共感）です。

（2）相違の実感を大切に

　他の子どもたち・青年たちとの出会いでは「自分とは違うと思った」という感想を聞くこともあります。「聴覚過敏の話題が出たけど、私はないから」といったレベルから「電車が好きだって言ってたけど、ぼくは飛行機しか興味ないから」といったレベルまで、違いの認識はさまざまです。

　他の子どもに引き合わせたあとで「自分はあんなに重くないと思った」と発言する子どももいますが、あわてて子どもの意見を修正しようとしないでください。そうした発言からも、どこが「重い」と思ったのかの確認を通じて、それぞれの苦労や努力への気づきをうながし、診断名が同じでも、人は一人ひとりみな違っているという認識につなげていくことができるでしょう。

　私は「同じ診断名でも一人ひとり違う」という気づきを大切にしています。診断名が同じでもひとりとして同じ人はいません。そのことを実際の出会いを通じて実感させることは「かけがえのない自分」への気づきへと続く道だと考えています。

　ただし、知的能力（特に言語性知能）や多動の程度などの違いが大きすぎるグループでは、治療的な「相違の実感」を引き出すことは困難です。違いが大きすぎると他のメンバーに強い違和感をもち、グループに参加しても落胆しか感じないかもしれません。グループ化したことでかえって自分の自閉スペクト

ラムを受け入れにくくなってしまう危険性すらあります。初めてグループに参加する場合は特に、ある程度、状態像が近いメンバーで構成されたグループ（均質性が高いグループ）であることが望まれます。

（3）自分の体験を過度に一般化することを予防する

社会的想像力に偏りのある彼らは、自分自身の体験を過度に一般化しやすいことがあります。こうした過度の一般化は、自分とは異なる状態像を示す相手に対して「そんな人が自閉スペクトラム症のはずはない」と断定する結果になりかねません。

診断名はその人をかたちづくるひとつの要素に過ぎないことを実感できれば、自閉スペクトラム症に関する過度の一般化を予防する教育効果が期待できます。そのためには同じ診断名でありながら、自分とは異なる状況の相手に、実際に会うことが役立ちます。

（4）小集団指導の実践

前職であるよこはま発達クリニックでは診断説明を受けた子どもたちを対象に心理学的医学教育の小集団指導（「中学生・高校生の勉強会」）を実践してきました。この勉強会の卒業生たちを対象としたフォローアップ勉強会も開催し、大学生や社会人も参加して同志との再会や情報更新の場を楽しんでいました。

勉強会の目的は、以下のようなものです。
①**他の人たちと出会い、観察する場を提供する**
②**安心できる楽しい時間の共有をはかる**
③**心理学的医学情報の再確認や修正・更新を促す**
④**講義だけでなく実習や宿題を設定することで、自分が情報を主体的に活用できるという自信と誇りをもたせる**
⑤**この自信と誇りを前提に、診察（個別カウンセリング）を主体的に活用していこうという決心をはぐくみ、相談者として育成していく**

勉強会という形式をとったのは、このスタイルが一番構造化されていて、指導者が慣れていなくてもトラブルが起きにくい安全な形だからです。『あなたがあなたであるために　自分らしく生きるためのアスペルガー症候群ガイド』（吉田、2005）という本は、小集団指導の実践経験から書かれたものです。

本書巻末に小集団指導で使用したスライド原稿の一部を掲載しました。いくつかの団体・機関がこの資料を使って子どもたちのグループや青年たちのグループで勉強会を実施し、役に立ったと知らせてくださいました。2020年に設立した千代田クリニックは大学生・社会人の小集団勉強会の開催を前提に設計しましたが、開業とコロナ禍が重なり実施に至っていないことは残念なことです。

　この小集団指導では、具体的な助言や方針の相談などは個別カウンセリング（診察）で行うことを前提にしていることを強調しておきます。グループ指導は個別カウンセリングの代用となるものではないと、私は考えています。

(5) グループ化の危険性を忘れずに

　自閉スペクトラムの人たちのグループは、対人トラブルの危険性が高いグループです。自閉スペクトラムの人たちの切り替えの苦手や思い込みの強さといった発達特性は、衝突の原因ともなりうるものだからです。また、これまでのつらい生活から、被害的な受け止めをしやすい状況の人が多いことを忘れてはなりません。
「自閉スペクトラムのグループでも安心できなかった」「ここでも排除された」という体験をもたせてしまうことは、本人に「自分の居場所は本当にどこにもないのだ」と感じさせてしまう危険性があります。
　小集団指導実施の際は、適切なメンバー選定と十分な構造化によって、このような状況に追いやられてしまう人がひとりもでないように最大の注意を払う必要があります。

　集団精神療法としての副作用も考慮する必要があります。グループの中で誰かがつらい打ち明け話をすると、他のメンバーも同じような、あるいはそれ以上のつらい打ち明け話をし始めることがあります。これは一般的には集団精神療法の治療効果といえるのでしょうが、自閉スペクトラムのグループでは副作用の危険性の高い「打ち明け合戦」になってしまうことがあります。
　誰かが思い切ってつらい話をしたのならば、まずその打ち明け話に対してグループのメンバーから十分な共感が示される必要があります。そうでなければ自分の体験が軽視されたように感じて、そのメンバーは傷ついてしまうでしょう。しかし、自閉スペクトラムのグループではメンバーからの共感の表明が難しいことがあります。もちろん、共感をもって傾聴・コメントする自閉スペク

トラムの人もいます。でも、次の人の打ち明け話が、共感からではなく連想からの発言だったり、あるいはまったく無関係な話が始まってしまうこともあります。

　また、サービス精神から（あるいは衝動性から）打ち明け話をしてしまって、あとで強く後悔する人もいます。他の人の打ち明け話が、フラッシュバックの引き金となってしまう人もいます。

　自閉スペクトラムの集団精神療法には特有の危険性があることを専門家は認識しておく必要があります。

　グループ指導の際には、彼らの強み（知的な好奇心や向学心、きまじめさなど）を発揮させ、彼らの健康な部分を引き出していくことに重点を置いています。「中学生・高校生の勉強会」で勉強会という形式を中心にすえているのは、講義での情報提示を重視しているというよりも、このスタイルが構造化しやすく（＝副作用の危険性が少なく）、自閉スペクトラムの長所を活用しやすい指導方法だからです。

　集団場面で、内省を求めるような精神療法的関与を行うことには特に慎重である必要があります。

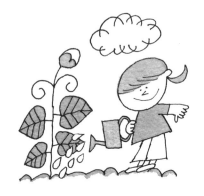

本人向け勉強会資料

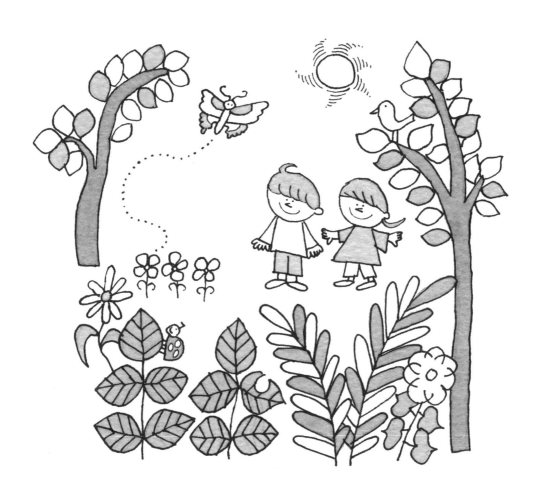

前職のよこはま発達クリニックでは、個別カウンセリング（診察）を継続的に利用している子どもたちを対象に、ブラッシュアップのための心理学的医学教育の小集団指導を行っていました。

中学生の勉強会（または、高校生の勉強会）と名づけられたこのグループ指導は、子ども向けプログラム3回と親向けプログラム1〜2回から構成されていました（*）。子ども向けプログラムは1か月程度の間隔をあけて設定し、その間に親子で取り組む宿題を設定していました。

この実施回数は民間医療機関の運営上の制約（クリニックの収支とユーザーの費用負担）による上限回数である。

1グループは5名以上の参加があったほうが子ども同士のやり取りが調整しやすいので、欠席者を見込んで6〜8名で組み、同一グループの年齢幅は2学年以内に収まるように設定しました。グループのメンバー選定は重要です。第9章で説明したように、グループが著しく不均質だと、効果よりも副作用が大きくなってしまう危険性があります。

指導は、講義と実習、ティータイムで構成されています。ティータイムをどの程度に構造化するかによって（あるいは無くすことによって）、かなり幅広い子どもたちを対象とすることができます。小集団勉強会では次に示す「勉強会のルール」に従うことができる子どもたちを対象とします。

参加者が不注意症状のために不本意な欠席・遅刻をしないよう、指導日直前にリマインダー（思い出させるもの）の役割も兼ねて予定表をメールやファクスで送付します。宿題も提出忘れを回避するために、事前にメールやファクスで送ってもらうように指定してします。

本書では、本文の理解を深めていただく目的で、巻末資料として次ページから、本人向け勉強会で使用したスライド原稿の一部を掲載します。

勉強会　第1日目

今日の予定

1）はじめの会（プログラム確認・ルール確認）
2）講義1「脳のタイプって、どういうこと？」
　　◇自閉スペクトラムは脳のタイプです
　　◇脳のタイプって、どういうこと？
3）講義2「自閉スペクトラムの特徴を確認しよう」
4）休憩10分間
　　◇トイレに行ったり、ひとりで休んだり、自由に過ごしましょう
5）自己紹介・ティータイム
6）終わりの会（アンケート記入）

© 2005 iPEC

勉強会のルール1

■自分と他人の講義を聞く権利を尊重する
講義中にコソコソ話をしない
雑音に弱い人が多いから

■発言者の話が終わるまでは発言しないで聞く
「自分の話を無視された」と感じたら、楽しくないから

■ただしティータイムは順番を気にせず自由に発言してOK です
（発言しないで、黙々と食べるのも OK）

© 2005 iPEC

勉強会のルール２

■積極的に意見を述べよう
勉強会ではどんなユニークな意見も OK
自分と違う意見は「そういう見方もあるのか」と
　受け止めよう（相手のユニークさも尊重しよう）

■話したくないときは話さない権利がある
話したくないときは「パス」と言っていい
相手が「パス」したら、それ以上は意見を求めない
　　　　　　　　（発言しない権利を尊重しよう）

© 2005 iPEC

勉強会のルール３

■守秘義務
見聞きした個人情報は
　家庭とクリニック以外では話さない
勉強会を、どんな話でも安心して話せる場所にするため

個人情報以外の自閉スペクトラムに関する知識は
あなたがいいと思う人には伝えて OK です

© 2005 iPEC

【勉強会　第1日目】　脳のタイプ

　自閉スペクトラムは脳のタイプ名であり、長所でもあることを再確認する。また、その特徴を整理する切り口として「三つ組」を解説する。

　診察やカウンセリングですでに教えられている情報でも、視覚的に整理して授業として提示されることは、子どもの理解を助ける。子どもが他の子どもたちの反応を観察できることも小集団指導の目的で、子どもの安心と納得につながる。

　また、定型発達の子どもたちが受けていない心理学的・医学的な授業を専門家から提供されることは、子どもが自分自身の支援者となることの誇りや決意を促す効果もある。

本人向け勉強会資料　第1日-5

講義 1

「脳のタイプって、どういうこと？」

血液のタイプ分け・脳のタイプ分け

■血液型は血液のタイプ分け
たとえば、ABO 式の血液型
A 型、B 型、O 型、AB 型
どれも病気ではない
どれが、どれより、偉いということもない
ただそれは「そのタイプだ」というだけ

■血液のタイプ分けは 1 種類ではない
ABO 式のほかにも、「Rh＋か，Rh−か」など
たくさんのタイプ分けのやり方がある

© 2005 iPEC

脳のタイプ分け

■脳のタイプ分けもいろいろある
◇利き手はどちらか
◇自閉スペクトラムか、そうじゃないか
◇うっかり（不注意）が目立つか、そうじゃないか　　など
たとえば；
左利きで・自閉スペクトラムで・うっかりはない
右利きで・自閉スペクトラムじゃなくて・うっかりはある　　など

■脳のタイプ
誰でもみんな、どれかのタイプに当てはまる
どれがどれよりえらいというものではない
ただそれは「そのタイプだ」というだけ

© 2005 iPEC

●実習：左利き体験（ハサミ実習）

① 左利き用のハサミと右利き用のハサミを人数分用意する。たいていは同じメーカーから色違いで販売されているので、同じメーカーのもので用意すると切れ味が同じでよい。

② 最初に利き手に合わないハサミを子どもたちに渡して図形1（横が4.5cm程度になるように印刷したもの）を切らせ、次に利き手に合ったハサミで図形2（図形1と同じもの）を切らせ、切れ味の違いを体験させる。

③ 左利きの子どもの多くは右利き用ハサミも使いこなせるので、そのことも授業の題材にする。

④ 自閉スペクトラムの子どもは不器用なことが多い。著しく不器用な子どもが参加する場合には、切りやすいように図形を単純な丸に変えたり、全員に利き手用ハサミの使用から始めさせ、不器用による心理的負担が大きくならないように配慮する。

⑤ 時間制限（1図形につき40〜60秒）をつけると切れ味の違いが明確になるが、不器用が顕著な子どもや不安になりやすい子どもが参加している場合には時間制限はもうけず、子どもたちの進捗状況をみて終了を告げる。

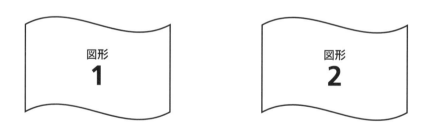

図形
1

図形
2

ハサミ実習はどうでしたか？

■あなたが右利きなら
利き手に合わないハサミでは
　　　　　　実力が出しにくいと感じたのでは？

■あなたが左利きなら
右利き用ハサミでは実力が出しにくい人？
右利き用ハサミを使いこなしている人？
　　　　　　↑
利き手に合わないハサミを使いこなすために
　　　エネルギーを使ってワザをみがいてきた人です

© 2005 iPEC

右利き・左利きは脳タイプのひとつ

■「右利きか左利きか」は脳のタイプ分けのひとつ
　　◇日本人では
　　　　右利き 89.3%、左利き　4.8%、両利き　5.9%
　⇒　**左利きは少数派**

■今日のグループの左利き率を出してみましょう！

© 2005 iPEC

左利きという脳タイプへの対応

■昔は、左利きは右利きに直すように教育（しつけ）をするのがいいと考えられていた

■多数派（右利き）になったほうが、本人もまわりも暮らしやすいと考えられていたから

■でも今では、「左利きは、左利きのままでよい」と考えて教育（しつけ）を行うようになってきた

© 2005 iPEC

左利きに合わせた、世の中の変化

■左利きの脳タイプの人が、右利き社会を生きるのにはいろいろと不便がある

■左利きグッズが開発・販売されるようになった
（左利き用ハサミ、左利き用包丁など）

多数派（右利き）が、少数派（左利き）の存在を認め、尊重して歩み寄ったことを意味しています

© 2005 iPEC

でもやっぱり、左利きは少数派

■「右利き用ハサミ」しかない状況もあるかも
⇨左利きの人も「右利き用ハサミ」を使うコツを知っていたほうが便利

■左利きが悪いことだから練習するのではない

■ただ「そのほうが便利だから」

これって自閉スペクトラムの人が
　　　　　ワザをみがく理由と似ている！

自閉スペクラムも少数派

■お互いの暮らしやすさのためには，少数派と多数派の両方
　に工夫（ワザ）が必要

1. 多数派社会でも自閉スペクトラムの人が暮らしやすいしくみがもっ
　と必要（左利き用ハサミのように）

2. 少数派はワザがあった方が便利（左利きの人でも右利き用ハサミも
　使えるほうが便利なのと同じ）

2のワザみがきは今日からあなたにも始められる！

講義 2

「自閉スペクトラムの特徴を
確認しよう」

© 2005 iPEC

自閉スペクトラムの特徴

■全員にみられる 3 つの特徴：「三つ組」
　1. 人とのかかわり方の特徴
　2. 人とのコミュニケーションの特徴
　3. 考えや行動のきわめかた・柔軟性の特徴

■全員にみられるわけではないが、よくみられる特徴
　感覚の偏り（かたより）、注意困難、体の使い方の苦手
　（手先・運動・姿勢）、睡眠の問題、など

© 2005 iPEC

三つ組
1. 人とのかかわり方の特徴 - ①

自閉スペクトラムの人たちは、こんな長所をもつことが多い

■ **常識にとらわれないユニークな発想**
■ **みんなが気づかない細かい点に気づける人もいる**
■ **長所としての「マイペースさ」**
　　◇ひとりで過ごす技術
　　◇群れない強さ
　　◇信念の人
■ **裏切りやうそを嫌う、誠実さ・まじめさ**

© 2005 iPEC

三つ組
1. 人とのかかわり方の特徴 - ②

でも、こんな苦手をもつこともある

■ **相手の考えや気持ちがわからず、あれこれ考えて疲れる・考えているのにうまくいかない**
■ **集団に参加するのは、苦手・疲れる**
■ **自分のペースを乱されるのがつらい**
■ **みんなはどうして「常識」が自然にわかるのか不思議**

© 2005 iPEC

三つ組
2. 人とのコミュニケーションの特徴 - ①

自閉スペクトラムの人たちは、こんな長所をもつことが多い

- ■言葉を正確に使いたいという意欲
- ■熟語や専門用語が好き・詳しい人もいる
- ■ダジャレを思いつくのが得意な人もいる
- ■もっと話し上手・聞き上手になりたいと願う、言葉への誠実さ
- ■本・テレビ・大人同士の会話などから学習して日本語を 身につけてきた努力家が多い

© 2005 iPEC

三つ組
2. 人とのコミュニケーションの特徴 - ②

でも、こんな苦手をもつこともある

- ■自分の気持ちを言葉で表現するのが苦手で、誤解されやす い・伝えるのをあきらめてしまう
- ■知っている言葉ばかりなのに、相手の言っていることがわか らなくなることがある・勘違いしやすい
- ■相手のボディランゲージ（視線・表情・体の向きなど）の 意味に気づくのが苦手・自分で使うのも苦手

© 2005 iPEC

三つ組
3. 考えや行動のきわめ方・柔軟性の特徴 - ①

自閉スペクトラムの人たちは、こんな長所をもつことが多い

■常識にとらわれないユニークな発想
■興味・関心は「広く浅く」より「狭く深く」
■好きなことへの熱心さや記憶力は人一倍
■知識欲が旺盛
■納得したルールは守り抜く、まじめさや実行力
■いつも通りの秩序を大切に思う
■見通しが立てば安心して実力を出しやすい

© 2005 iPEC

三つ組
3. 考えや行動のきわめ方・柔軟性の特徴 - ②

でも、こんな苦手をもつこともある

■興味・関心は「広く浅く」より「狭く深く」
■ゆずれない「こだわり」のために苦労する
■考えや行動をリセットすることが苦手
■思い込みが強いことがある
■いつもと違う（予想と違う）とあせってしまう
■状況に合わせて変更すること（社会的応用）が苦手

© 2005 iPEC

●実習：「三つ組」クイズ

　自閉スペクトラムについて理解できた、情報を活用できたと子どもに実感させることを目的とするクイズ。全員に目をつぶらせてから挙手で回答させ、不正解でも他の子どもの前で明らかにならないように配慮する。

　子どもたちの回答状況をみながらヒントを出して、最終問題では全員正解になるように誘導する。

　第1問目と第2問目は、まったく同じ特性が、長所にも弱点にもなることの確認の目的もある。

　第3問目で、熱中することを強みとして確認したあと、子どもたちが実生活で遭遇しやすい「終了の困難」を題材にしたクイズを第4問に設定してある。

　【勉強会　第2日目】でも「前回の復習」として「三つ組」クイズがあり、実際のトラブルに近い出題から個別相談への決意をうながす設定となっている。

練習問題 1

■太郎くんは小さいときから昆虫が大好き
　　◇昆虫のことなら、かなり詳しい
　　◇昆虫のことなら、何時間でも勉強できる
　　◇昆虫のためなら、努力をおしまない

■これはどんな特徴の現れだと思いますか？
1. 人とのかかわり方？
2. 人とのコミュニケーション？
3. 考えや行動のきわめ方・柔軟性？

© 2005 iPEC

119

練習問題 2

■太郎くんは小さいときから昆虫が大好き
　　◇昆虫の本を読み始めると、途中ではやめられない
　　◇休み時間が終わっても頭の中は昆虫のことでいっぱい
　　◇昆虫の本を見つけると、買わずにはいられない

■太郎くんが困らないためには、どの特徴に注目すると
　いい工夫がみつかりそうですか？
1. 人とのかかわり方？
2. 人とのコミュニケーション？
3. 考えや行動のきわめ方・柔軟性？

練習問題 3

■ある彫刻家は、彫り始めると眠らずに食べずに
　36 時間彫り続けるほど彫刻に集中できる

■これはどんな特徴の現れだと思いますか？
1. 人とのかかわり方？
2. 人とのコミュニケーション？
3. 考えや行動のきわめ方・柔軟性？

練習問題4

■試験前日、マンガ好きの太郎くんは「5分間だけ」と
　思って読み始めたらやめられなくて、結局、勉強しないで
　読み続けてしまった

■太郎くんが困らないためには、どの特徴に注目すると
　いい工夫が見つかりそうですか？
1. 人とのかかわり方？
2. 人とのコミュニケーション？
3. 考えや行動のきわめ方・柔軟性？

© 2005 iPEC

練習問題：答え

◇どの例も、「3. 考えや行動のきわめかた・柔軟性」に注目すると
　いい工夫がみつけやすい

◇きわめる・やめられない・予定通りが安心…

◇これらはどれも「きわめ方・柔軟性の特徴」が関係する

◇同じ特徴が、長所でもあり、弱点にもなる

◇弱点にならないようなワザをみがけば、あなたの特徴は
　　長所として発揮される

© 2005 iPEC

試験勉強をしなくても葛藤を感じなければ、それは社会性障害の所見である。試験勉強はすべきだと認識しているのに「終了（＝切り替え）」ができないため、結果として勉強せずに試験を受けているとすれば、社会的想像力・柔軟性（切り替え・応用）の困難の所見と理解して、支援を考える必要がある。

専門家との相談

専門家の役割
1. あなたの感じ方・あなたが受けた注意・トラブル…
   これらについて一緒に分析し、あなたが**自分を知る**ための手伝いをします
2. **あなたに合った方法**を、一緒に探します・練習します
3. あなたの理解者である専門家と定期的に会うことは、あなたにとって「**なごみの時間**」にもなるはず

困りごとを伝え、あなたに合ったアドバイスを手に入れるためには、あなたにも相談の練習（積み重ね）が必要
めざせ、相談の達人！

【勉強会　第2日目】注意困難

　自閉スペクトラムでは、小学校の中高学年以降、注意困難のために学校生活上の不利益を生じていることが非常に多く、親子の口論の原因になっていることも多い。このため、注意困難を勉強会のメイン・テーマのひとつとして取り上げている。

　対人交流やコミュニケーションに関連したトラブルは、どんな相手とどんな状況で生じているかによって対策が大きく異なるので、集団場面で具体的な対応策を提示することには、難しさと危険性がある。それに比べて、注意困難は、品物や情報（宿題・予定など）の管理や親との役割分担などについて、一般化した形で助言しやすい課題であり、家庭での成果もあげやすい。情報を活用して困難を乗り越えられたという実感を親子にはぐくみやすい点も、注意困難をメイン・テーマとして取り上げる理由である。

　また、宿題の発表〔人前での発表に負担が大きいメンバーがいれば、全員分を治療者からの紹介〕を通じて「三つ組」の整理と情報の主体的活用も促す。

勉強会　第2日目

今日の予定

1）　はじめの会（プログラム確認・ルール確認）

2）　講義「注意困難への対策」

◇忘れ物や気の散りやすさで苦労していませんか？

◇注意の問題は、工夫によって困ることが減らせます！

3）　休憩10分間

◇トイレに行ったり、ひとりで休んだり、自由に過ごしましょう

◇宿題を忘れた人も、休憩中に思いついたらスタッフにメモを渡して！

4）　宿題の報告

◇みんなから寄せられた「これも自閉スペクトラムの特徴かも？」をスタッフが読み上げて共有します

5）　ティータイム

6）　終わりの会（アンケート記入）

講義

「注意困難への対策」

自閉スペクトラムと注意困難

■自閉スペクトラムの人たちは、うっかり（注意困難）でも
　困っていることが多い

■よこはま発達クリニックに通院中の、知的困難をともなわない、
　7～15 歳の自閉スペクトラム症の子どもたち
　　⇒60%の人が不注意の診断基準にも当てはまっていた
　　　　　　　　　　　　　　　(Yoshida & Uchiyama, 2004)

どんなことが、うっかり（注意困難）？

■**忘れ物やなくし物が多い**

■**品物や情報の管理が苦手**
（整理整頓の苦手、スケジュール管理の苦手）

■**見間違い・見落とし・聞き落としが多い**

■**テストでケアレスミスが多い**

■**いつものことなのに忘れてしまう**
プリントを出し忘れる・ドアを閉め忘れる・
週末に上履きを持ち帰るのを忘れる、など

© 2005 iPEC

どんなことが、うっかり（注意困難）？

■**興味のないことだと、集中し続けることが苦手**

■**興味のないことだと、他の刺激（見えるもの・聞こえるもの）
ですぐに気が散ってしまう**

■**何かに熱中すると、**
　　　他のことが目に入らない
　　　話しかけられても気づかない
　　　時間がたったことに気づかない

© 2005 iPEC

うっかりへの対策の立て方

■自分のうっかりと上手に付き合うことが大切
　　退治しようなんて思わないで
　　あなたの持ち味でもあるのだから

■注意対策のポイントと実例を紹介します

■あなたやあなたの家族に合った方法は、親御さんや
　　担当の医師やカウンセラーと一緒に見つけてください

注意対策の基本

■うっかりはこれからも起きるつもりで生きていく
　「忘れないように、よく気をつける」という作戦は、忘れていないか
　いつも不安で、失敗すると自分に裏切られた気持ちになる
　↑おすすめしません！
　「忘れるけど、困らない」をめざして工夫する

■「いつものパタン」に落とし込む工夫
　定位置を決める・いつもの手順を作る、など
　「いつものパタン」がうまくいくのは、自閉スペクトラムの人たちの強み！

■注意困難の起きやすい状況を避ける工夫
　ごちゃごちゃした環境・不安・疲労・あれこれやり過ぎ

気を散らさない工夫・集中する工夫

■気を散らすものを減らす工夫
　　◇余計なものが見えない工夫：壁に向かって勉強する、など
　　◇余計なものが聞こえない工夫：イヤーマフ・耳栓・
　　　ノイズキャンセリングイヤホン　など

■自分に合った集中持続の方法をみつける
　　◇好きな音楽で集中・適度な雑音で集中
　　◇好きな匂いで集中
　　◇クッションや毛布で体を圧迫して集中
　　◇鉛筆をかんで集中・ビンボーゆすりで集中　など

勉強での見落とし・見間違いを減らす工夫

■読み飛ばしをしないための工夫
　　◇いま解く問題以外は、紙で隠したり
　　　テスト用紙を折って見えなくする
　　◇1行ずつ定規を当てて読む　など

■問題文は重要ポイントを確認しながら読む
　　◇「当てはまるものを ②つ 選んで……」
　　　「当てはまらないものを……」
　　　と丸で囲んだり下線を引いたりしながら読む　など

聞き落とし・聞き間違いを減らす工夫

■**耳だけに頼らない**
　　◇大切な連絡は、会話や電話より
　　　　　　　　メモやメール（電子的やり取り）で行う
　　◇可能なら、授業で配布資料や板書を増やしてもらう

■**メモ帳・連絡ノートの活用**
　　◇メモしたものを読み上げたり相手に見てもらうことで
　　　　　　　　聞き間違いがないことが確認できる

　　　　ただし、聞きながら書くことの苦手が強い人はメモ帳以外の方法を探そう

© 2005 iPEC

頭の外のものに覚えておいてもらう工夫
あなたは、いったん、忘れても大丈夫

■**予定はスケジュール帳やスケジュールアプリに覚えてもらう**
　　◇スケジュール帳はスマートフォン禁止の場所でも使えるいい方法
　　　ただし毎日見返す習慣もパタンで身につけることが必要
　　◇スケジュールアプリは家族とも共有できるいい方法
　　　ただし学校でスマートフォンが使えないと入力もれが起きやすい

■**情報はその場で写真に撮ってスマートフォンに覚えてもらう**
　　◇書き間違いも起きないいい方法
　　◇親御さんにも送信すれば、あなたに誤解がないか確認してもら
　　　える・親御さんにも覚えておいてもらえる

© 2005 iPEC

128

書き間違い・書き落としが起きにくい宿題帳の工夫

■ペック宿題帳

「日々版（1日が1ページ）」と「都度版（宿題が出たら記入）」がiPECホームページから無料でダウンロードできる

◇学期の初めに自分の時間割に合わせて作る（親御さんに作っていただく）

◇書かなくてはいけない文字を少なく

◇宿題が出た授業だけでもわかれば、誰かに聞ける

◇日付を思い出せなくても書ける

○月　△日　(月)・火・水・木・金・土	期限	済み
1　代・幾・地Ⅰ・地Ⅱ・物Ⅰ・物Ⅱ・技術・音A・音B・美 英Ⅰ・英Ⅱ・英会話・地理・日本史・現文・古文・(　　) 単プリ1～20，テスト	次の授業 月　日 まで	
2　代・幾・地Ⅰ・地Ⅱ・物Ⅰ・物Ⅱ・技術・音A・音B・美 英Ⅰ・英Ⅱ・英会話・地理・日本史・現文・古文・(　　)	次の授業 月　日 まで	
3　代・幾・地Ⅰ・地Ⅱ・物Ⅰ・物Ⅱ・技術・音A・音B・美 英Ⅰ・英Ⅱ・英会話・地理・日本史・現文・古文・(　　)	次の授業 月　日 まで	
4　代・幾・地Ⅰ・地Ⅱ・物Ⅰ・物Ⅱ・技術・音A・音B・美 英Ⅰ・英Ⅱ・英会話・地理・日本史・現文・古文・(　　) P6	次の授業 月　日 まで	
5　代・幾・地Ⅰ・地Ⅱ・物Ⅰ・物Ⅱ・技術・音A・音B・美 英Ⅰ・英Ⅱ・英会話・地理・日本史・現文・古文・(　　)	次の授業 月　日 まで	
6　代・幾・地Ⅰ・地Ⅱ・物Ⅰ・物Ⅱ・技術・音A・音B・美 英Ⅰ・英Ⅱ・英会話・地理・日本史・現文・古文・(　　) P12～14　予習	次の授業 月　日 まで	
その他の連絡： 　雑巾		

〈ペック宿題帳日々版〉

© 2005 iPEC

思い出させるもの（リマインダー）を用意する

■付箋（ふせん）（貼ったりはがしたりできるメモ用紙）
　◇必ず見てしまう場所に貼るのが大切
　◇貼りっぱなしの付箋は注意が向かなくなるので
　　終わったらすぐはがす
　　ずっと必要なら、ときどき色や形を変えて貼り直す

■親御さん（おやご）に声をかけてもらう
　（人にリマインダーになってもらう）

■目覚まし時計・タイマー、スマートフォン・スマートウオッチ
　のアラームで、音や振動で思い出させてもらう　　　など

© 2005 iPEC

思い出すための工夫（リマインダー）

例：体そう服を忘れないためのリマインダー（付箋）

◇玄関のドアノブは家を出る前に絶対に見る場所
◇思い出したときにすぐに付箋を貼る
◇用済みの付箋はすぐに捨てる

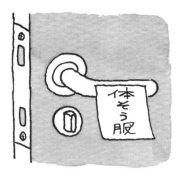

思い出すための工夫（リマインダー）

例：体そう服を忘れないためのリマインダー（実物）

◇踏み越えなくては登校できない場所に置く
◇思い出したときにすぐに置く
◇靴にさしておくのもいい方法

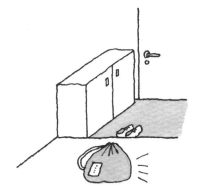

忘れていても、忘れ物にならない荷物の置き方

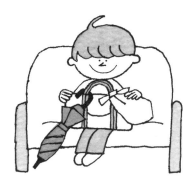

◇カバンは必ず膝_{ひざ}の上に置く

◇他の荷物は、立ち上がったら引っかかって付いてくるように置く

◇忘れていても、引っかかれば思い出す

→忘れ物にはなりません

© 2005 iPEC

いつもの手順・いつものセットを作る
「いつものセット」にしておけば、うっかりが減らせる

1. 毎日の暮らし方のパタンを決める

2. 物の置き場所を決める＝定位置を作る
　　◇便利な場所に決めるのがコツ
　　◇大切なものほど見える場所に保管

3. 用事ごとにセットを作っておく＝「いつものセット」
　　◇学校用カバンと塾用カバンなど
　　◇たまにしか使わないものほど「いつものセット」を作っておく

© 2005 iPEC

2.物の置き場所を決める＝定位置を作る

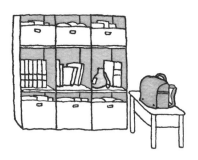

◇いつも置きっぱなしにしてしまう
場所（そこが一番置きやすい場所）
の近くに、学校用カバンの定位置
を作る

◇他の学用品も学校用カバンのそば
に定位置を作る

© 2005 iPEC

出しっぱなしやなくし物が減らないときは

■「使う場所＝しまう場所（定位置）」が理想的
たとえば、文房具だっていつも食卓で使うなら、食卓まわりに
文房具置き場を作る

■努力しないと入りきらないような狭い場所には、
しまわなくなる（スキマのある置き場所を作る）
品物を減らす（買わない）決心も大切

■親御(おや ご)さんとのチームワークで
　◆役割分担をお願いする
　◆お手本をみせてもらう

© 2005 iPEC

３．「いつものセット」
　学校用カバンと塾用カバンの例

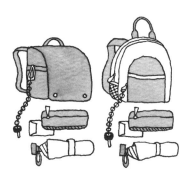

◇カバンははっきりと違いのわかる
　ものを用意する

◇カギ・筆箱・かさ・非常用のお金
　を入れた封筒を、どちらのカバン
　にも入れっぱなしにする

◇必要なものは入れ替えなくてもセット
　されているようにする

◇カギは複製して、切れないチェー
　ンでカバンにつけっぱなしにする

© 2005 iPEC

プリントをなくさない工夫

◆プリント管理（保管と整理）はとても重要
・試験直前にあわてる人がとても多い
・配られたその場で順番ごとに管理できるやり方がベスト
・配られたらその場で左上に日付と名前が書ければ安心

◆サポーター（親御さん）と親子に合った役割分担をする
・その場で整理できない人は、毎日夕飯のあとに整理する・週末に１週
　間分を整理するなど、サポーターと役割分担して取り組む
・本人とサポーターのどちらにも無理がないやり方を、それぞれの家庭
　に合わせてみつけていく

◆資料はタブレット端末やパソコンで電子的にもらえると紛失しにくい
　（学校にお願いできる場合もある）

© 2005 iPEC

「プリントをなくさない工夫」の例

例1）ファイルを使って、ノートとプリ
ントをその場でセットで管理
（中学・高校は B5 判プリントが多い）
　◇ポケット付き Z ファイルの市販品
　もある
　◇プリントは上に重ねていけば順番
　に管理できる

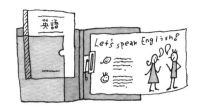

例2）ノートがいらない授業なら、
スライド式クリップとクリアファイルでその場でプリント管理
　◇授業ごとにファイルを準備する
　◇プリントは上に重ねていけば順番に管理できる

© 2005 iPEC

見直しのワザをみがく

■**最初とは違う方法で見直す（ミスの発見率アップ）**
　　たとえば、検算（逆算）して計算を確かめる
　　たとえば、書いたもののミスを見つけるには音読する

■**時間をあけてから、見直す**
　　翌日 / お風呂のあとに、など、時間があいたほうが
　　自分の間違いに気づきやすい

■**試験では自分に合った見直し時間の設定を**
　　最初の基本問題が終わったらそこで検算する、など

© 2005 iPEC

重要!

うっかりは脳に余裕のないときに強く出る

うっかりが目立つときは

■「よくばりすぎ」「がんばりすぎ」のサインかも
　　◇一度にたくさんのことをやろうとしすぎていないか
　　◇実力以上のことを短時間でやろうとしていないか

■「不安」「ストレス」「疲れ」のサインかも
　　◇自分の心のことには意外と気がつけないもの
　　◇原因を考えてみよう
　　◇休憩をとってみよう

© 2005 iPEC

宿題の報告

みんなから寄せられた、「これも自閉スペクトラムの特徴かも?」の紹介

＜宿題の発表と意見交換：省略＞

© 2005 iPEC

練習問題

■**太郎くんは予定を急に変えられるのが苦手**
今日は楽しみにしていた化学の実験が、先生の病欠で中止になり、
急に国語の授業に変更になった
イライラしてゴミ箱をけとばしてしまった

■**太郎くんが困らないためには、どの特徴に注目すると**
　いい工夫がみつかりそうですか?
1. 人とのかかわり方?
2. 人とのコミュニケーション?
3. 考えや行動のきわめ方・柔軟性?

© 2005 iPEC

　予定の変更でイライラしゴミ箱をけとばしてしまう行為は、気持ちの切り替えが困難という「考えや行動のきわめ方・柔軟性」の所見であるが、集団場面での不適切行為という意味では「人とのかかわり方」の所見でもある。また、衝動性の所見ともいえる。

　ただし、対策をこうじるうえでは、切り替えの苦手ととらえることが効果をあげやすい。たとえば、書き出した予定表を手がかりにすることを習慣にしておき、予定が変更となったときには、自分で予定表を書き直せば気持ちも切り替えられるような技術をもてるように支援する。

もっと勉強したい人は

■あなたの実例を使って「この行動はどんな特徴が関係して
　いるのか」を推理する練習が大切

■そのワザがあれば
1. 自分の行動を正確に理解・予測できるようになる
2. せっかくの「三つ組」がトラブルの原因になることを予防
　できるようになる

■学校の先生やクリニックの先生と練習しよう

【勉強会　第3日目】感覚の偏り

　自閉スペクトラムでは感覚の偏りによる生活上の困難が大きいこともまれで
ない。知的困難をともなわない自閉スペクトラムの人たちでは、聴覚過敏など
自分の感覚の偏りをはっきりと自覚している場合と、自分の感覚の偏りに気づ
かないまま不快に耐えている場合とがある。感覚の偏りは専門家に相談すべき
ことがらだということを確認し、対処の原則について伝えるためにメイン・テー
マのひとつとして取り扱っている。

　また感覚の偏りはリフレッシュの手段としても活用の余地が大いにある。講
義後の実習として、各種の感覚グッズを子どもたちに自由に試させて、自分の
好みの感覚を確認させる。

　親プログラムとしても、感覚の偏りが子どものわがままや我慢不足ではなく
発達の特性であり、リラックスの手段としての利用価値がある強みでもあると
いうことを伝えることは重要である。

　宿題の発表では、不注意に対応していく決意を親子にはぐくむ。

勉強会　第3日目

今日の予定

"""

1）　はじめの会（プログラム確認・ルール確認）
2）　宿題の報告
　◇みんなから寄せられた「わが家のうっかり対策」や、クリニックの
　　先生たちが実践している工夫をスタッフが読みあげて共有します
3）　講義「感覚の偏り（かたより）」
　◇自閉スペクトラムでは感覚の好みがはっきりしている人が多いです
　◇感覚の偏りについて勉強して、疲れにくい生活をめざしましょう
4）　休憩 10 分間
　◇トイレに行ったり、ひとりで休んだり、自由に過ごしましょう
5）　ティータイム
6）　終わりの会（アンケート記入）

© 2005 iPEC

宿題の報告

みんなから寄せられた、
「わが家のうっかり対策：実践編」
の紹介

＜宿題の発表と意見交換：省略＞

© 2005 iPEC

講義

「感覚の偏り（かたより）」

© 2005 iPEC

誰にでも、感覚の好みがある

■好きな味・苦手な味

■好きな食感（舌触り）・苦手な食感

■好きな手触りや肌触り・苦手な手触りや肌触り

■好きな音・苦手な音

■好きな匂い・苦手な匂い　　　など

感覚の好みは誰にもある

© 2005 iPEC

感覚の偏り（かたより）

■自閉スペクトラムの人では、特定の感覚への好みが
　はっきりしていることが多い

■好きな感覚だと
　　楽しい・ホッとする・安心・嫌なことを忘れられる

■苦手な感覚だと
　　イライラする・耐えていると疲れる・不安になる

たとえば、偏食
感覚の偏りや決めごとが関係していることが多い

■味覚の偏り：人気の味だけど、苦手

■食感（口の中の触圧覚）の偏り
◇揚げ物の衣など「トゲトゲ」が痛い
◇芋など「モソモソ」やブロッコリーなど「ツブツブ」が気持ち悪い
◇混ぜご飯など、いくつかの舌触りが混じっていると気になって食べら
　れない

■嗅覚や視覚（＝見た目）の偏りが原因のこともある

感覚の偏り
毎日の生活の苦しさや疲労の原因になることも多い

◇聴覚過敏
　大きな音・突然の音・特定の音（雷、人のざわめき、赤ちゃんの泣き声、
　など）がつらい・体が固まってしまう　　　など

◇視覚過敏
　日差しや特定の光（蛍光灯や LED）がとてもまぶしい・チカチカする・
　頭痛がする
　特定の見え方（ブロッコリーのツブツブやしらすの目などの小さいものの
　密集、文字と紙の色のバランス、など）がつらい　　　など

◇触覚過敏
　粘土の手触りや砂の足触りなどがとても気持ち悪い
　水ぬれはがまんできないほどつらい　　　など

© 2005 iPEC

感覚過敏への対策 - 1

自分の苦手な感覚をみきわめて、避ける

◇苦手な感覚を感じにくくするグッズを活用する
　聴覚過敏対策：
　イヤーマフ・耳栓・ノイズキャンセリングイヤホン　　　など
　視覚過敏対策：
　サングラスをかける・読むべき箇所に透明色定規を当てて
　色を調整する　　　など

◇苦手な刺激の多い場所には、慎重に近づく　あるいは近づかない

© 2005 iPEC

感覚過敏への対策 - 2

不安や心や体の疲労が強い生活で、感覚過敏は悪化する
⇨感覚過敏の悪化は**不安や疲労のサイン**と考える

◇疲れすぎる生活をしていないか
◇心配ごとを抱えていないか
　サポーターと一緒に
　振り返ってみよう

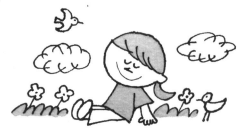

感覚過敏への対策 - 3

脳に余裕がでてくると（毎日の生活が安心できると）
苦手な感覚が大丈夫になることがある

◇**あなたが望むなら、挑戦**してみる価値はある
◇たとえば、偏食

　あなたが「食べてみたいな」「おいしいのかな」と
　思ったときが挑戦のしどき
　家族にひと口だけもらって試してみよう

142

感覚の偏りは、強みでもある

感覚の偏りは、生活を楽しく充実させる手段としても使える

◇音や匂いなどの細かな違いを区別できる・記憶できるのは長所・特
　技でもある　⇨ 趣味や職業に活用

◇自分がほっとできる感覚を知っておけば、リラックス方法やリフレッ
　シュグッズとして活用できる
　家に帰ったら万華鏡を眺める・布団にはさまれて休むなど、好みの
　感覚を使って効果の高いリラックスタイムをもつ
　不安になったらいつでも触れるように、好みの手触りのキーホルダー
　を持ち歩く　　など

© 2005 iPEC

視覚的リフレッシュ

回るもの・光るもの・繰り返しの動きなどを眺めてリフレッシュ

◇キラキラ光る万華鏡
◇光って回るミニファン（扇風機）
◇伸び縮みを眺めて遊ぶホバーマンリング（＊1）
◇繰り返しの動きを眺めるクーゲルバーン（＊2）
……あなたのお気に入りの眺めグッズは？

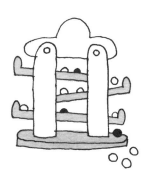

© 2005 iPEC

（注）スライド第3日-12：

＊1　デザイナーのチャック・ホバーマンが作ったおもちゃ。イガグリ状の閉じたか
　　　たまり⇔開いた大きな球体と一瞬で形を変える。
＊2　デザイナーのクリストフ・ベックが作ったおもちゃ。穴に玉を入れると、坂道
　　　を右へ左へと転がっていく。

触覚（手触り）的リフレッシュ

◇スライムの、ぐにゃぐにゃの手触りが好き

◇ぬいぐるみを触っているとなごむ

◇お気に入りの布を握っていると落ち着く

◇いつものタオルケットに顔をうずめると安心

◇指をすり合わせていると、あるいは指先で机をこすっていると、落ち着く

……手触りの楽しみ方も人それぞれ

© 2005 iPEC

■口の触圧覚的リフレッシュ

◇何かをかんでいると、安心・落ち着ける

たとえば、鉛筆・服のエリやソデ

■体の触圧覚的リフレッシュ

◇ぎゅっと包まれることで、なごむ

たとえば

タオルケットにぎゅっとくるまる

畳んだ敷布団の間にはさまれる

かけ布団は重いほうが落ち着いて寝やすい人もいる

◇自閉スペクトラム症の大学教授のテンプル・グランディンさんは

自分用にハグ・マシーン（締めつけ機＊）を作った！

© 2005 iPEC

(注)スライド第3日-14：　　　　　　　　　　＊テンプル・グランディン著『我、自閉症に生まれて』学研、1994年。

〈参考文献〉

○Tony Attwood（1997）『Asperger's Syndrome: A Guide for Parents and Professionals』Jessica Kingsley Publishers，邦訳；冨田真紀・内山登紀夫・鈴木正子訳（1999）『ガイドブック　アスペルガー症候群－親と専門家のために』東京書籍p273-276

○リアン・ホリデー・ウィリー（1999，邦訳2002）『アスペルガー的人生』（ニキリンコ訳）東京書籍p179-190

○吉田友子（2001）「本人への情報提供（告知）」in梅永雄二編著『自閉症の人のライフサポート』福村出版p57-60

○吉田友子（2002）「情報提供的アプローチ」in内山・水野・吉田編著『高機能自閉症・アスペルガー症候群入門－正しい理解と対応のために』中央法規出版p60-74

○Sally Ozonoff, Geraldine Dawson, and James McPartland（2002）『A Parent's Guide to Asperger Syndrome and High-Functioning Autism: How to Meet the Challenges and Help Your Child Thrive』Guilford Press. P53-55，邦訳：田中康雄・佐藤美奈子訳（2004）『みんなで学ぶアスペルガー症候群と高機能自閉症』星和書店p75-77

○リアン・ホリデー・ウィリー（2004，邦訳2007）「『障害表明』と自己権利擁護－そとの世界へ扉を開く」inスティーブン・ショア編著（荒木穂積監訳、森由美子訳）『自閉スペクトラム　生き方ガイド－自己権利擁護と「障害表明」のすすめ』クリエイツかもがわp231-250

○ルース・エレーン・ジョイナー・ヘーン（2004，邦訳2007）「自己権利擁護と『障害表明』を通してコミュニケーションを図る－人とうまくかかわるための4つの方法」inスティーブン・ショア編著（荒木穂積監訳，森由美子訳）『自閉スペクトラム　生き方ガイド－自己権利擁護と「障害表明」のすすめ』クリエイツかもがわp19-56

○吉田友子著，ローナ・ウィング監修（2005）『あなたがあなたであるために－自分らしく生きるためのアスペルガー症候群ガイド』中央法規出版

○服巻智子編著（2006）『自閉スペクトラム青年期・成人期のサクセスガイド（Autism Retreat Japan（1））』クリエイツかもがわ．p141-143（榎木たけこ）、p208-210（空音）

○Lorna Wing（1981）「Asperger's syndrome: a clinical account」Psychol Med 11: p115-129

○Carina I. Gillberg & Christopher Gillberg（1989）「Asperger syndrome--some epidemiological considerations: a research note.」J Child Psychol Psychiatry. 30（4）: p631-638

○Martin Ives（1999）『What is Asperger syndrome, and how will it affect me? A guide for young people』the National Autistic Society

○Kate Doherty, Paddy McNally & Eileen Sherrard（2000）『I Have Autism... What's That?』the National Autistic Society

○Elizabeth Newson（2000）『Writing to children and young people with Asperger syndrome』Good Autism Practice, 1,2, p17-27

○Glenys Jones（2001）「Giving the diagnosis to the young person with Asperger syndrome or high functioning autism」Good Autism Practice, 2, 2. p65-74

○Tony Attwood（2006）『The Complete Guide to Asperger's Syndrome』Jessica Kingsley Publishers.p330-334

○Yuko Yoshida and Tokio Uchiyama（2004）「The clinical necessity for assessing Attention Deficit/Hyperactivity Disorder（AD/HD）symptoms in children with high-functioning Pervasive Developmental Disorder（PDD）」Eur Child Adolesc Psychiatry.;13（5）:p307-314

○Perter Vermeulen（2002）『I am Special: Introducing Children and Young People to their Autistic Spectrum Disorder』Jessica Kingsley Publishers

おわりに

　自閉スペクトラムの子どもたちは、周囲との軋轢に苦しんでいてもなお、自分の感じ方や行動パタンが、みんなとどう違っているのかわからずにいることがめずらしくありません。

　多くの人たちは、どこに着目し、どう判断し、どう振る舞うのか。

　自分の着目点や思考や行動が一般的でないことに気づくためには、多数派（定型発達）に関する観察と気づきが必要です。自分を知ることと他者を知ることは表裏一体の作業なのです。少数派である自分への理解を深めていくことが、多数派（定型発達）への理解と尊重をももたらしてくれることを願います。自己理解の支援は、優劣のせめぎあいでない共存につながる支援となるはずです。

　本書は、自閉スペクトラムの子どもたちの肯定的自己理解をバックアップするための特性説明・診断告知マニュアルです。本書では、本人への技術指導や環境調整の具体的な内容は省略し、心理学的医学教育に内容を絞って記述しました。

　本書が読者にとって、実践的なマニュアルとして、あるいは子どもへの支援を振り返るきっかけとして、少しでもお役に立てれば、著者としてこれ以上の喜びはありません。

　本人への特性や診断の説明は検討途上の治療技法です。特性・診断説明が安全で洗練された治療技法となるために、読者がさらなる検討を加えてくださることも、臨床家としての私の願いです。

2011年3月（増補版出版にあたり2023年8月修正加筆）

iPEC・千代田クリニック

吉田　友子

146

謝辞

本書の完成に力を貸してくださったみなさまに感謝いたします。

本書を執筆するきっかけをくださった立正大学心理学部名誉教授　中田洋二郎先生

私の執筆をサポートしてくださった株式会社Gakken相原昌隆氏・澄田典子氏・東郷美和氏

子どもたちへの説明の臨床実践や調査にともに取り組んだ盟友、京都市発達障害者支援センター「かがやき」センター長 村松陽子先生

児童精神科医師として・クリニック経営者として、長きにわたり臨床の場を提供してくださったよこはま発達クリニック院長　内山登紀夫先生

よこはま発達クリニック・千代田クリニック・東京女子大学保健室・立教大学学生相談所・明治大学学生相談室の利用者のみなさん・スタッフのみなさん

精神科医師として・信頼できる読書家として、私の臨床と執筆を支援してくれた夫、吉田クリニック院長　吉田学

私の医師としての研鑽を常に重視し、私を支えてくれた息子

著者　**吉田　友子**（よしだ　ゆうこ）

1985年東京慈恵会医科大学卒業。精神科医師。専門は発達精神医学。横浜市総合リハビリテーションセンター児童精神科、横浜市北部地域療育センター診療係長を経て、よこはま発達クリニック設立時から20年間児童精神科医として勤務。2020年2月千代田クリニックを開業。また2005年2月に設立したiPECでは保健センター発達相談や大学学生面談など医療以外の発達精神医学臨床や啓発活動に従事。
主な著書は『高機能自閉症・アスペルガー症候群「その子らしさ」を生かす子育て　改訂版』（中央法規出版 2009年、初版：2003年、英語版：Jessica Kingsley Publishers 2012年）、『あなたがあなたであるために－自分らしく生きるためのアスペルガー症候群ガイド』（中央法規出版 2005年、英語版：Jessica Kingsley Publishers 2007年）。

自閉スペクトラム
「自分のこと」のおしえ方　増補版
特性説明・診断告知マニュアル

2011年5月2日　　初版第1刷発行
2023年12月5日　　増補版第1刷発行

著者　　　　　　吉田友子
発行人　　　　　土屋　徹
編集人　　　　　滝口勝弘
企画編集　　　　相原昌隆　澄田典子　東郷美和

装丁・デザイン　ソヤヒロコ
カバーイラスト　カワチ・レン
本文イラスト　　カワチ・レン、吉田友子（p.37、38）
校正　　　　　　遠藤理恵
DTP　　　　　　株式会社明昌堂

発行所　　　　　株式会社Gakken
　　　　　　　　〒141−8416　東京都品川区西五反田2 - 11 - 8
印刷所　　　　　共同印刷株式会社

●この本に関する各種お問い合わせ先
・本の内容については、下記サイトのお問い合わせフォームよりお願いします。
　https://www.corp-gakken.co.jp/contact/
・在庫については　Tel 03-6431-1250（販売部）
・不良品（落丁、乱丁）については　Tel 0570-000577
　学研業務センター　〒354-0045 埼玉県入間郡三芳町上富279-1
●上記以外のお問い合わせ　Tel 0570-056-710（学研グループ総合案内）

本書は2011年発行『自閉症・アスペルガー症候群　「自分のこと」のおしえ方　診断説明・告知マニュアル』の増補版です。